Cyfres Goresgyn Problemau Cyffredin

Ymdopi â Phroblemau'r Cof

Ymgynghorydd mewn niwroseicoleg glinigol yw Dr Sallie Baxendale ac mae wedi gweithio yn y Gwasanaeth Iechyd Gwladol gyda phobl ag anawsterau cofio ers dros ugain mlynedd. Mae wedi ysgrifennu dros hanner cant o gyhoeddiadau academaidd ar sut mae'r cof yn gweithio. Mae ei gwaith yn y maes hwn yn amrywio o ddatblygu strategaethau adfer i astudio sut mae'r cyfryngau yn camliwio problemau cofio. Ar hyn o bryd mae'n gweithio i'r Sefydliad Niwroleg, Coleg Prifysgol Llundain.

Cyfres Goresgyn Problemau Cyffredin

Teitlau dethol

Mae rhestr lawn o'r teitlau ar gael gan Sheldon Press,
36 Causton Street, Llundain SW1P 4ST ac ar ein gwefan:
www.sheldonpress.co.uk

Goresgyn Problemau Cyffredin

Ymdopi â Phroblemau'r Cof

Dr SALLIE BAXENDALE

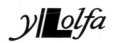

Cyhoeddwyd gyntaf yng Nghymru 2019
Y Lolfa Cyf.
Talybont
Ceredigion SY24 5HE

Cyhoeddwyd gyntaf ym Mhrydain 2014
Sheldon Press
36 Causton Street
Llundain SW1P 4ST
www.sheldonpress.co.uk

Mae'r awdur a'r cyhoeddwr wedi gwneud pob ymdrech i sicrhau bod y
gwefannau allanol a'r cyfeiriadau e-bost sydd yn y llyfr hwn yn gywir ac yn
gyfredol adeg mynd i'r wasg. Nid yw'r awdur na'r cyhoeddwr yn gyfrifol am
gynnwys, ansawdd na hygyrchedd parhaus y gwefannau.

Data Catalogio wrth Gyhoeddi y Llyfrgell Brydeinig
Mae cofnod catalog ar gyfer y llyfr hwn ar gael gan y Llyfrgell Brydeinig

ISBN 978-1-78461-731-8

Cysodwyd ac argraffwyd gan Y Lolfa

I Jane,
y ffrind gorau erioed
a'r atgofion gorau erioed

Cynnwys

1

Cyflwyniad

Fe fyddet ti'n anghofio dy ben oni bai ei fod ar dy sgwyddau.

Fedra i ddim cofio mwy na physgodyn aur.

Mae fy nghof fel rhidyll.

Mae anghofio ambell beth yn gyffredin mewn bywyd pob dydd ac mae iaith yn frith o ymadroddion i ddisgrifio hynny. Maen nhw bron mor amlwg yn sgwrs pobl ym Mhrydain ag yw'r tywydd. Pan fydd rhywun yn rhannu ei atgofion lletchwith am fethu ag adnabod rhywun o'r gwaith ar y stryd, neu'n disgrifio'r camau dryslyd y bu'n rhaid iddo'u cymryd i osgoi defnyddio'r enw anghywir ar rywun mae'n ei adnabod pan ddaw ar ei draws ar hap, yr ateb a gaiff bron yn ddieithriad yw, 'O, wn i ... Fe ddigwyddodd yr un peth i fi y bore 'ma/ddoe/yr wythnos hon.' Ac felly mae'n ymddangos bod y chwedlau hyn am anhawster i gofio yn rhai byd-eang, ac efallai nad oes angen pryderu amdanyn nhw. Ond i rai pobl bydd eiliadau o anghofrwydd yn digwydd yn rhy aml, a chanlyniadau hynny'n achosi gormod o broblem a lletchwithdod iddyn nhw gael eu hanwybyddu fel rhan o fywyd pob dydd.

Mae sôn wrth ffrindiau agos yn aml yn gallu gwneud i ni deimlo'n well am ein problemau. Hyd yn oed os nad oes atebion ymarferol i'w cael, fel arfer gallwn gael llawer iawn o gysur o deimlo bod rhywun yn deall ac yn cydymdeimlo â'n sefyllfa. Ond pan fydd pobl yn ceisio mynegi eu pryderon am broblemau'r cof, bydd yr ateb aml 'O, mae hynny'n digwydd i fi drwy'r amser' yn gallu gwneud iddyn nhw deimlo hyd yn oed yn fwy ynysig a phryderus nag o'r blaen. Efallai eich bod chi'n ystyried bod eich anghofrwydd yn anarferol, ond gall cael pobl eraill i ddeall faint mae'r broblem yn eich poeni fod yn eithriadol o anodd.

Pan gewch eich gadael i ddelio â'r mater eich hun, gall pob math o feddyliau dychrynllyd fynd drwy eich meddwl ynglŷn â pham y gall eich cof fod yn dirywio, ac arswyd dementia yn aml yn hofran ar y gorwel. Gall rhai pobl ddechrau osgoi cysylltu â ffrindiau ac aelodau'r teulu wrth iddyn nhw golli hyder yn eu gallu i gofio a thrafod digwyddiadau o'r gorffennol, sy'n eu gwneud yn fwy ynysig byth. Mae'r gorbryder, y digalondid a'r iselder o ganlyniad yn aml yn gwaethygu'r anawsterau cofio gwreiddiol, ac felly bydd cylch o ddirywio yn dechrau.

Os ydych chi'ch hun yn cael trafferth gyda phroblemau'r cof neu'n gofalu am rywun sydd ag anawsterau cofio, mae'r llyfr hwn wedi'i ysgrifennu i'ch helpu i ymdopi. Mae wedi'i rannu'n ddwy adran. Mae hanner cyntaf y llyfr yn esbonio sut mae'r cof yn gweithio. Ar ôl i chi ddeall sut mae rhywbeth yn gweithio, mae'n haws gweld ble a pham y gall y broses fod yn methu, ac os yw wedi torri efallai sut y gall gael ei thrwsio. Er bod pobl yn aml yn defnyddio'r ymadrodd cyffredinol 'mae fy nghof yn wael', bydd yr ymennydd yn defnyddio nifer o wahanol fecanweithiau i storio ac adfer gwybodaeth, a hyd yn oed mewn pobl sydd ag anawsterau cofio pellgyrhaeddol, dydy pob system ddim yn dioddef i'r un graddau. Mae pob pennod yn rhan gyntaf y llyfr hwn yn disgrifio agwedd wahanol ar y cof. Mae Pennod 2 yn esbonio pwysigrwydd talu sylw i wybodaeth newydd yn y lle cyntaf. Hwyrach fod hyn yn ymddangos yn amlwg, ond os na fyddwch wedi talu sylw i rywbeth, does gennych ddim gobaith i'w gofio'n ddiweddarach. Y methiant hwn i roi sylw i wybodaeth newydd yw sail nifer o gwynion cyffredin am y cof. Mae Pennod 3 yn chwalu rhai o'r syniadau cyfeiliornus am y cof gan esbonio pam nad yw'n rhyfedd o gwbl eich bod yn gallu cofio ffrindiau o'ch plentyndod yn hollol eglur, ond bod yr hyn wnaethoch chi ddydd Mercher diwethaf ar goll mewn niwl trwchus yn eich cof. Mae Pennod 4 yn esbonio pam na fyddwch chi byth yn anghofio sut i reidio beic, ac mae Pennod

5 yn edrych tua'r dyfodol gan esbonio sut rydym yn cofio'r pethau mae angen i ni eu gwneud a ble mae angen i ni fod bob dydd. Y neges yw cofio cofio. Mae Pennod 6 yn archwilio sut byddwn ni'n adfer gwybodaeth o storfa'r cof o'r gorffennol, ac mae'n edrych ar rai o'r pethau sy'n gallu tarfu ar y broses hon a'i rhwystro. Mater yw hyn o sut cafodd y wybodaeth ei storio yn y lle cyntaf. Mae'r bennod hon hefyd yn archwilio un o'r cwynion mwyaf cyffredin, sy'n achosi fwyaf o rwystredigaeth, a glywn yn y clinig cof: anawsterau cael hyd i eiriau, neu ffenomen 'ar flaen fy nhafod'.

Mae Penodau 2 i 6 yn esbonio sut mae'r systemau hyn ar wahân yn y cof yn gweithio, gan ddisgrifio strategaethau y gallwch eu defnyddio i roi hwb i rym eich ymennydd a lleihau'r niwsans mae methu ym mhob maes yn gallu'i achosi mewn bywyd pob dydd.

Mae ail ran y llyfr yn edrych ar rai o'r achosion mwyaf cyffredin sy'n sail i broblemau'r cof.

Mae'r llyfr yn cyfeirio'n aml at yr hipocampi (lluosog). Daw'r gair o'r gair Groeg am 'forfeirch'. Dwy ffurf yn yr ymennydd ar ffurf dau forfarch yw'r hipocampi sy'n hanfodol wrth greu atgofion newydd. Mae'r naill ar ochr dde'r ymennydd a'r llall ar y chwith. Mae'n dal i fod yn bosibl ffurfio atgofion newydd os bydd un o'r hipocampi wedi'i niweidio, ond os bydd y ddau wedi'u niweidio bydd problemau difrifol yn digwydd. Ar y cyfan mae hipocampi mawr, trwchus yn arwydd fod system y cof yn iach. Fodd bynnag, mae yna nifer o ffactorau yn cael effaith andwyol ar iechyd yr hipocampi ac yn gallu achosi iddyn nhw grebachu. Mae ail ran y llyfr yn archwilio rhai o'r ffactorau hyn a ffyrdd y gallwch sicrhau bod eich hipocampi yn dal mor iach â phosibl.

Gall hwyliau, iechyd corfforol a hormonau'n newid i gyd gael effaith sylweddol iawn ar sut mae'r cof yn gweithio. Mae Penodau 8 i 12 yn esbonio'r effeithiau hyn. Mae'n wybyddus y gall deiet ac ymarfer gael effaith sylweddol ar iechyd corfforol. Mae mwy a mwy o waith ymchwil nawr yn cefnogi'r ffaith eu bod yn cael effaith sylweddol ar heneiddio gwybyddol (*cognitive*) hefyd. Mae deiet iachus ac ymarfer cymedrol rheolaidd mewn canol oed yn gysylltiedig â llai o siawns o ddatblygu nam cynyddol ar y cof mewn henaint. Hyd yn oed mewn henaint, pan fydd newidiadau ffisegol yn yr ymennydd a'r hipocampi yn crebachu i ryw raddau yn anorfod, gall ymarfer corfforol rheolaidd arafu rhai o'r newidiadau hyn a hyd yn oed eu newid. Mae Pennod 10 yn disgrifio rhai o'r ffyrdd y gallwch wneud y mwyaf o iechyd eich hipocampi. Nid yw byth yn rhy hwyr i wneud newidiadau llesol yn eich ffordd o fyw. Yn yr un modd, gall cadw'ch meddwl yn weithgar hefyd helpu i gadw problemau cofio draw. Mae Pennod 12 yn disgrifio ychydig o'r gwaith ymchwil newydd cyffrous sy'n awgrymu bod y rheol 'defnyddiwch e neu collwch e' yn wir am weithredu gwybyddol fel y mae am y cyhyrau.

Bydd cof pawb yn dechrau dirywio wrth i ni fynd yn hŷn. Tra mae astudiaethau gwyddonol wedi dangos bod rhai o'n galluoedd gwybyddol yn dechrau dirywio o ganol yr ugeiniau (!), yn y canol oed yn aml y bydd pobl wir yn dechrau sylwi nad yw eu cof fel yr arferai fod. Mae'n anodd gwybod beth sydd o fewn ffiniau bod yn normal a beth nad yw. Mae Pennod 12 yn esbonio'r patrymau sydd i'w disgwyl wrth heneiddio'n normal.

I rai pobl mae problemau'r cof yn arwydd o rywbeth mwy difrifol na dim ond heneiddio normal neu fod dan fwy o straen. Mae Pennod 14, 'Pryd i ofyn am ragor o gymorth', yn disgrifio rhai o'r arwyddion sy'n awgrymu y gall rhywbeth heblaw dirywiad normal oherwydd oed fod yn gyfrifol am y problemau cofio rydych chi neu eich anwyliaid yn eu cael, ac mae'n cynnig ychydig gyngor a chefnogaeth ynglŷn â phryd y gall fod yn briodol gofyn am gymorth a chefnogaeth gan eich meddyg teulu.

Does dim ateb hawdd pan ddaw'n fater o wella pa mor dda mae'r cof yn gweithio. Fel y gwelwch, mae hyn yn thema sy'n digwydd dro ar ôl tro drwy'r llyfr. Gallwn rannu'r strategaethau y mae'n bosibl eu defnyddio i ddelio â phroblemau'r cof yn fras yn dri grŵp:

1 y rhai sy'n delio â'r broblem waelodol;
2 strategaethau mewnol y gallwch eu defnyddio i wneud y
   mwyaf o sut mae eich ymennydd yn gweithio;
3 defnyddio asiantau allanol i leihau'r baich ar sut mae eich
   cof yn gweithio.

Mae'r grŵp cyntaf o strategaethau'n mynd i'r afael â phroblemau gwaelodol sy'n ymyrryd â phrosesu atgofion. Mae amrywiaeth ryfeddol o bethau y gallwch eu gwneud, hyd yn oed os yw systemau sylfaenol eich ymennydd wedi'u niweidio, i wneud y mwyaf o'ch effeithlonrwydd yn y cyswllt hwn (gweler Penodau 8 i 11). Mae'r ail set o strategaethau'n canolbwyntio ar sut y gallwch gael y gorau o'ch cof i geisio gwneud y mwyaf o'r tebygolrwydd y bydd gwybodaeth newydd yn mynd i mewn ac yn cael ei phrosesu'n iawn yn y lle cyntaf, ac i leihau'r rhwystrau a allai eich atal rhag ei hadalw'n rhugl yn ddiweddarach. Mae'r grŵp olaf o strategaethau'n golygu lleihau'r baich ar system gofio sydd wedi'i gorlenwi (o galendr da hen ffasiwn i'r apiau digidol rhyngweithiol mwyaf cymhleth) i gofnodi'ch gwybodaeth ac ysgogi'ch cof. Mae'r dull triphlyg hwn yn annhebygol o ddatrys eich holl broblemau cofio, ond gall wneud llawer i leihau'r niwsans maen nhw'n ei achosi mewn bywyd pob dydd, a'r lleihau hwnnw sydd wrth wraidd mynd i'r afael ag anawsterau'r cof.

Rhan 1

SUT MAE'R COF YN GWEITHIO

2

Ydych chi'n talu sylw?
Yna fe ddechreuwn ...

Mae yna arbrawf seicoleg enwog iawn sy'n cynnwys chwaraewyr pêl-fasged a dyn mewn gwisg gorila. Yn yr arbrawf gofynnwyd i fyfyrwyr wylio fideo o bobl yn taflu pêl at ei gilydd ac yn cael cyfarwyddyd i gyfrif sawl gwaith fyddai'r bêl yn cael ei thaflu o'r naill chwaraewr i'r llall. Mae dwy bêl yn cael eu defnyddio, felly rhaid i wylwyr ganolbwyntio'n weddol galed i sicrhau na fydd tîm gwahanol yn pasio'r bêl o gwmpas yn tynnu eu sylw. Ar ddiwedd y fideo gofynnwyd dau gwestiwn i'r myfyrwyr.

1 Sawl gwaith gafodd y bêl ei phasio?
2 A welsoch chi'r gorila'n dawnsio?

Hanner ffordd drwy'r ffilm mae dyn mewn siwt gorila'n cerdded i ganol yr olygfa, yn aros i wneud dawns fach, ar ganol y llwyfan, ac yna'n cerdded i ffwrdd yn araf eto. Nid yw hon yn ddelwedd anamlwg, ac mae'n ymddangos ar y sgrin am ychydig eiliadau. Mae'n rhan o'r ffilm nad oes modd ei cholli. Ac eto methodd 40 y cant o'r myfyrwyr a fu'n gwylio'r fideo â gweld y gorila o gwbl. Tra oedden nhw'n canolbwyntio'n llwyr ar gyfrif sawl gwaith gafodd y bêl ei phasio, doedden nhw ddim yn prosesu'r wybodaeth a oedd mor amlwg ar y sgrin roedden nhw'n edrych arni mor fanwl.

Yn ail gyfnod yr astudiaeth roedd tua un rhan o dair o'r myfyrwyr a gymerodd ran wedi clywed am yr astudiaeth ymlaen llaw. Roedden nhw'n gwybod y byddai'r gorila'n ymddangos

9

rywbryd ac yn barod amdano. Yn ogystal â chyfrif sawl gwaith gafodd y bêl ei phasio, roedden nhw'n edrych am y gorila ac wedi ei weld yn hawdd yn cerdded ar draws y llwyfan. Fodd bynnag, hyd yn oed gan wybod am natur yr arbrawf, methodd nifer sylweddol o'r myfyrwyr hyn â sylwi bod un o'r chwaraewyr wedi gadael y gêm hanner ffordd drwyddi a bod lliw cefndir yr olygfa wedi newid yn llwyr.

Mewn astudiaeth enwog arall roedd yr arbrofwyr yn gofalu am ddesg y dderbynfa. Pryd bynnag y byddai cwsmer newydd yn dod at y ddesg i ofyn am wybodaeth, byddai'r 'derbynnydd' (sef un o'r arbrofwyr mewn gwirionedd) yn sgwrsio am ychydig ac yna'n diflannu dan y ddesg, gan esgus estyn am daflen wybodaeth. Yn union wedyn byddai person hollol wahanol (a oedd wedi bod yn cuddio dan y ddesg) yn codi â'r daflen yn ei law ac yn parhau i sgwrsio â'r cwsmer diniwed. Eto, methodd tua hanner y cwsmeriaid a gymerodd ran yn yr arbrawf hwn â sylwi bod y derbynnydd wedi newid.

Nid yw'r ffenomen hon yn gyfyngedig i arbrofion seicoleg yn unig. Mae'n digwydd mewn bywyd pob dydd hefyd. Yn 2008, torrodd lleidr i mewn i gartref teuluol ym Manceinion yn gynnar ryw nos Sadwrn. Dim byd yn anarferol, efallai, ond bod y lleidr wedi dwyn eitemau o'r ystafell lle'r oedd y teulu cyfan yn edrych ar sioe dalent ar y teledu. Roedd pob aelod o'r teulu wedi ymgolli cymaint yn y rhaglen nes iddyn nhw i gyd fethu â sylwi ar rywun yn dod i mewn i'r ystafell, cymryd eu pethau a mynd â nhw. Mae YouTube yn cynnwys eitem sydd wedi'i gweld dros filiwn o weithiau lle mae dyn ifanc yn chwarae Minecraft, gêm gyfrifiadurol boblogaidd sy'n gallu'ch gwneud yn gaeth iddi. Tra mae ef yn chwarae'r gêm mae rhywun yn torri i mewn i'w dŷ, ond mae'r dyn ifanc yn canolbwyntio cymaint ar ei gyfrifiadur fel nad yw'n ymateb am gryn amser i synau amlwg y torri i mewn.

Mae'r astudiaethau seicoleg a'r storïau hyn yn dweud llawer iawn am sut rydym yn prosesu gwybodaeth. Mae'n demtasiwn meddwl am ein llygaid, ein clustiau a'n hymennydd fel rhyw fath o gamera fideo, yn cipio popeth sy'n dod o'n blaen mewn ffordd wrthrychol, hollgynhwysol. Ond mewn gwirionedd mae popeth a 'welwn' eisoes wedi ei hidlo a'i olygu gan ein hymennydd, ymhell cyn i ni brosesu'r wybodaeth newydd. Lawer yn rhy aml byddwn yn gweld yr hyn rydym yn disgwyl ei weld heb sylwi ar y pethau eraill sy'n digwydd o'n cwmpas. Rydym wedi esblygu fel hyn at ddiben penodol. Cymerwch eiliad i ganolbwyntio'n wirioneddol ar eich amgylchedd. Hyd yn hyn rydych (gobeithio) wedi bod yn canolbwyntio ar ddarllen y llyfr hwn. Ond gwrandewch. Beth glywch chi? Byddwch fwy na thebyg yn dod yn ymwybodol o rywbeth nad oeddech yn ymwybodol ohono gynt, cloc yn tician, efallai, neu sŵn traffig, cyfrifiadur yn gweithio, neu hyd yn oed eich sŵn eich hun yn anadlu. Allwch chi arogli unrhyw beth? Roedd y synau a'r arogleuon hyn yno o'r blaen, ond doeddech chi ddim yn ymwybodol ohonyn nhw am eich bod yn canolbwyntio ar ddarllen y llyfr hwn. Heb y dull hidlo hwn, mae'n eithriadol o anodd canolbwyntio ar ddim. Mae popeth yn tynnu'n sylw oddi ar bopeth arall. Yn 2011, creodd niwrowyddonwyr yng Nghanada y term 'bouncer brain cells' i ddisgrifio'r niwronau sydd fel pe baen nhw'n penderfynu pa wybodaeth y dylid ei gadael i mewn i'n hymennydd. Roedden nhw wedi cofnodi'r celloedd yn 'goleuo' yn rhan flaen yr ymennydd wrth i'r celloedd gwarchod hyn atal gwybodaeth amherthnasol mewn tasg arbrofol. Os caiff y rhan hon o'r ymennydd ei niweidio neu os na fydd y celloedd gwarchod yn gweithio'n iawn am ryw reswm neu'i gilydd, bydd pob elfen newydd yn ein hamgylchedd yn cael yr un pwysigrwydd, a buan iawn y bydd yr ymennydd yn mynd yn orlawn. Mae meddygon yn credu y gallai problemau gyda'r niwronau hyn fod yn ffynhonnell rhai o symptomau cyflyrau fel anhwylder diffyg canolbwyntio a sgitsoffrenia. Ac felly, heb i ni fod yn ymwybodol ohono hyd yn oed, mae ein hymennydd yn hidlo'r ysgogiadau amherthnasol yn ein hamgylchedd ac yn ein helpu i ganolbwyntio ar beth bynnag sy'n cael blaenoriaeth gennym ni ar y pryd.

Dyma'r cam cyntaf yn y broses gofio. Er mwyn cofio rhywbeth rhaid i ni fod wedi rhoi sylw priodol iddo yn y lle cyntaf. Pan fyddwn mewn amgylchedd lle mae nifer o bethau gwahanol yn cystadlu i gael ein sylw, weithiau gall y celloedd gwarchod wneud camgymeriad a byddwn yn colli'r wybodaeth bwysig. Hyd yn oed mewn amgylchedd llonydd, tawel gall ein meddyliau ein hunain dynnu ein sylw. Wedyn does dim gobaith adalw rhywbeth o'n cof os na chafodd ei roi yno yn y lle cyntaf. Hwyrach fod hynny'n amlwg, ond mae methu â rhoi sylw i rywbeth yn sail i nifer o'r problemau cofio mwyaf cyffredin sy'n poeni pobl.

Cyflwynodd fy nghyd-weithiwr ei wraig yn y parti, a phrin 30 eiliad wedyn fedrwn i ddim cofio'i henw o gwbl – roeddwn i'n teimlo mor lletchwith.

Roeddwn i'n arfer mwynhau darllen yn fawr, ond nawr rwy'n gweld 'mod i'n cyrraedd gwaelod y tudalen ac yn methu cofio dim o'r hyn fydda i newydd ei ddarllen. Felly, rwy'n gweld 'mod i'n darllen ac yn ailddarllen yr un tudalen drosodd a thro. Mae mor rhwystredig.

Mi fyddaf yn mynd yn ôl i'r maes parcio ac yn methu'n lân â chofio ble mae'r car wedi'i barcio. Weithiau bydd rhaid i fi gerdded drwy'r rhesi i gyd yn eu tro nes i fi ddod o hyd iddo. Mae mor lletchwith gorfod crwydro o gwmpas y maes parcio yn gwasgu'r allwedd electronig a gobeithio y bydd goleuadau'r car yn fflachio er mwyn i fi ddod o hyd iddo.

Roeddwn hanner ffordd i'r gwaith pan oedd yn rhaid i mi droi'n ôl. Roeddwn i'n methu cofio a oeddwn i wedi diffodd yr haearn smwddio neu beidio. Roeddwn i'n hwyr yn cyrraedd y gwaith, a hynny mor annifyr.

Rhwystredig, lletchwith, pryfoclyd, anodd – mae'r methiannau hyn gyda'r cof yn aml yn achosi'r holl deimladau hyn. Ond yn aml rydym ni heb roi cyfle i ni ein hunain yn y sefyllfaoedd hyn. Mae'r wybodaeth heb gael ei phrosesu'n iawn yn y lle cyntaf. Meddyliwch am y methiant cyffredin iawn o fethu â chofio enw rhywun rydych chi newydd gael eich cyflwyno iddo. Wrth gyfarfod â rhywun am y tro cyntaf, fel arfer bydd nifer o bethau'n digwydd. Mae'n aml mewn sefyllfa gymdeithasol brysur, a gall nifer o wynebau newydd ac anghyfarwydd hefyd fod o gwmpas a llawer iawn o glebran yn y cefndir. Pan gewch chi eich cyflwyno i rywun newydd, mae'n siŵr y byddwch yn canolbwyntio ar wyneb y person, yn sylwi ar bob math o bethau ynglŷn â'i olwg a'i wisg, a byddwch hefyd yn cadw golwg ar eich ymddygiad eich hun i sicrhau bod y cyflwyniad yn mynd yn llyfn. Mae'n hawdd iawn i'r ymennydd golli enw hollbwysig y person tra bydd hyn i gyd yn digwydd. Mae'r enw heb gael ei brosesu'n iawn. Os yw hyn yn digwydd yn aml i chi, mae yna ffordd gymharol hawdd i osgoi'r lletchwithdod o dreulio'r deng munud nesaf yn ceisio dod o hyd i ffyrdd mwy dyfeisgar o siarad â'ch cydnabod newydd heb ddefnyddio'i enw. Os ydych chi'n gwybod eich bod ar fin cael eich cyflwyno i rywun, gallwch ragweld yn fwriadol y byddwch yn cael ei enw ef neu hi. Byddwch yn barod amdano. Yna torrwch ar draws y cyflwynydd *cyn gynted ag y clywch yr enw newydd* a dywedwch yr enw hwnnw. Os bydd rhywun yn dweud, 'Dyma fy ngwraig, Siân', peidiwch â gadael iddo fynd yn ei flaen i gyflwyno'r bobl eraill yn y grŵp. Yn hytrach, ysgydwch law â Siân a dweud, 'Helô, Siân', ac os gallwch ddweud rhywbeth ystyrlon am yr enw (heb ymddangos yn ffals), gorau oll. Fel hynny byddwch wedi prosesu'r enw drwy ei adrodd yn uchel gan edrych ar y person. Os oes gan yr enw ryw gysylltiad personol na allwch yn gwrtais ei rannu â'r grŵp (efallai am fod yr enw yn eich atgoffa o'ch hen nain, Siân) a hynny'n help i chi ei gofio, yna mae'n werth ceisio gwneud rhyw gysylltiad yn eich pen. Po ddyfnaf fyddwch chi'n prosesu'r wybodaeth a pho fwyaf o gysylltiadau a wnewch chi, mwyaf tebygol ydych chi o gofio'r enw'n ddiweddarach.

Mae'r un egwyddor ar waith gyda'r broblem gyffredin o fethu â chofio a ydych wedi gwneud rhyw dasg feunyddiol, fel cloi drws y tŷ neu ddiffodd teclyn trydan. Y rheswm yn aml pam na allwn gofio gwneud y pethau hyn yw eu bod mor awtomatig fel nad oeddem ni'n canolbwyntio ar y pryd. Bydd nifer o bobl yn gallu gwneud nifer o bethau ar yr un pryd. Golyga hyn ei bod yn hawdd diffodd yr haearn smwddio ar y ffordd i ateb y drws ac ateb neges destun hefyd. Y rheswm pam rydym yn gallu gwneud yr holl bethau hyn ar yr un pryd yw am fod rhai o'r tasgau hyn mor awtomatig fel nad oes angen i ni roi sylw iddyn nhw'n fwriadol o gwbl. Ac felly bydd yr haearn smwddio'n cael ei ddiffodd heb i ni roi sylw i'r weithred byth. Dim rhyfedd, felly, pan fyddwn yn ceisio cofio a fyddwn ni'n wir wedi diffodd yr haearn smwddio nad ydym ni'n cofio gwneud hynny. Eto, mae yna ateb cymharol syml i'r mathau hyn o anawsterau cofio, ac unwaith eto mae'n golygu siarad. Os dwedwch *yn uchel* wrth ddiffodd yr haearn smwddio, 'Mae'n fore dydd Mawrth ac rwyf wedi diffodd yr haearn smwddio', ni ddylai fod yn anodd i chi gofio'r weithred ychydig oriau'n ddiweddarach. Mae'n bwysig i chi ddweud hyn yn uchel gan ei fod yn sicrhau eich bod yn rhoi digon o sylw tra byddwch yn cyflawni'r weithred iddi gael ei chofnodi'n fwriadol. Mae angen hefyd i chi wneud hyn yn berthnasol i amser (e.e. bore Mawrth, prynhawn Sadwrn) oherwydd bydd hyn yn rhoi cyd-destun i'r atgof. Bydd hyn yn help i chi ei gofio'n ddiweddarach.

Ar yr olwg gyntaf, fe allai ymddangos nad yw anawsterau wrth gofio beth rydych newydd ei ddarllen neu ble rydych wedi parcio'r car yn gallu codi oherwydd eich bod wedi methu â chanolbwyntio yn y lle cyntaf. Wedi'r cyfan, mae darllen a gyrru car yn gofyn am rywfaint o ganolbwyntio. Pan fyddwn ni'n dysgu darllen neu yrru car gyntaf bydd angen ein sylw llwyr i gyflawni'r dasg. Ond wrth i ni fynd yn hŷn ac yn fwy profiadol bydd y sgiliau hyn, a oedd ar un adeg yn galw am ganolbwyntio llwyr, yn raddol yn mynd yn fwyfwy awtomatig. A gyda darllen mae'r gallu hwn yn mynd mor awtomatig, nid ydym yn gallu ei atal.

Prawf Stroop

Mae yna brawf seicoleg enwog yn seiliedig ar yr egwyddor hon, sef Prawf Stroop. Mae'r un sy'n gwneud y prawf yn cael rhestr o eiriau lliwiau fel 'glas', 'coch', 'melyn' ac ati. Mae'r geiriau mewn inc o wahanol liwiau a gofynnir i'r gwrthrych ddarllen y rhestr o eiriau. I unrhyw un sy'n gallu darllen mae'n dasg hawdd iawn. Ond yn ail ran y prawf gofynnir i'r gwrthrych anwybyddu'r gair a dweud wrth yr arbrofwr yn hytrach pa liw inc sydd i'r gair. Mae hon yn dasg anoddach o lawer oherwydd ein hymateb awtomatig wrth weld y gair 'melyn' yw ei ddarllen. I lwyddo'n dda yn y dasg hon rhaid i'r gwrthrych atal yr ymateb naturiol 'melyn' i'r gair ac edrych ar y lliw yn lle hynny. Mae'n golygu cryn lawer o ganolbwyntio i beidio â gwneud camgymeriad. Os ydych chi'n credu bod hyn yn swnio'n hawdd, rhowch gynnig arni eich hun. (Trowch i 'Cyfeiriadau ac adnoddau defnyddiol' yng nghefn y llyfr hwn ar gyfer 'Prawf Stroop', tudalen 130.) Erbyn hyn mae'r prawf mor enwog, mae wedi ei argraffu ar gwpanau te hyd yn oed ac ar grysau T, a'i droi'n waith celf neon mewn oriel yn Efrog Newydd.

Pan fydd gweithgarwch cymhleth wedi dod yn awtomatig, bydd yn rhyddhau ein hymennydd i wneud pethau eraill ar yr un pryd. Felly, mae'n bosibl i'n llygaid weld y geiriau ar dudalen ond ein bod yn meddwl am rywbeth hollol wahanol drwy gydol yr amser. Yn y sefyllfa hon mae darllen wedi mynd yn awtomatig ac nid yw ystyr y geiriau'n cael ei brosesu'n ddigon dwfn i ganiatáu i chi ei adalw pan fyddwch yn troi'r tudalen. Os bydd eich meddwl yn dal i grwydro, oherwydd pethau allanol yn eich amgylchedd neu eich meddyliau mewnol eich hun (neu gyfuniad o'r ddau), gallwch ddarllen y tudalen drosodd a thro heb i fawr ddim fynd i mewn o gwbl.

Mae'r un egwyddor 'awtomatig' yn wir wrth golli car mewn maes parcio. Mae hyn yn dueddol o ddigwydd fwyaf aml mewn meysydd parcio mae pobl yn gyfarwydd â nhw ac wedi eu defnyddio sawl gwaith o'r blaen. Fel arfer, wrth i chi gyrraedd maes parcio byddwch yn meddwl am ble rydych chi'n mynd a beth rydych chi ar fin ei wneud. Efallai eich bod yn hwyr ac wedi cynhyrfu, neu'n teimlo'n gyffrous, neu ddim ond yn meddwl am yr hyn mae angen i chi ei brynu, ac yn bwysicaf oll, yr hyn mae'n rhaid i chi beidio â'i anghofio. Eilbeth fydd parcio'r car, nad yw'n gofyn am lawer o rym meddyliol wrth i chi ganolbwyntio ar yr hyn rydych chi ar fin ei wneud. Yn y sefyllfa hon does fawr o ryfedd wrth i chi geisio dod o hyd iddo y gall fod yn anodd i chi gofio ble'n union adawsoch chi'r car. Anaml y bydd pobl yn methu â chofio ym mha faes parcio y byddan nhw wedi gadael eu car; yn hytrach, union leoliad y car fydd heb ei brosesu'n briodol. Yn yr enghraifft hon gall ymyrraeth gan atgofion blaenorol hefyd fod yn rhwystr, a heb feddwl, gallwch fynd yn ôl i'r man lle byddwch fel arfer yn gadael y car, neu lle cafodd ei barcio y tro diwethaf. Mae'n wir hefyd, mewn meysydd parcio aml-lawr does fawr ddim yn aml i wahaniaethu rhwng un llawr a llawr arall, ac mae unrhyw nodweddion gwahaniaethu sydd yno (y ceir eraill) yn newid ac yn symudol. Allwch chi ddim dibynnu arnyn nhw i ysgogi unrhyw atgofion i'ch helpu chi i fynd yn ôl at eich car.

Mae'r enghreifftiau cyffredin hyn yn dangos ei bod yn rhaid i ni dalu sylw a phrosesu rhywbeth yn ymwybodol os oes unrhyw obaith i ni ei gofio'n ddiweddarach. Er bod hynny braidd yn amlwg, y methiant hwn i roi sylw iawn i'r pethau mae angen i ni eu cofio yw sail nifer o'r cwynion cyffredinol am y cof sy'n ein poeni ni bob dydd. Mae nifer o ffactorau corfforol a seicolegol sy'n gallu ymyrryd â pha mor dda rydym ni'n llwyddo i wneud hyn o ddydd i ddydd. Gall y ffactorau hyn wella a hefyd darfu ar ein gallu i roi sylw iawn i wybodaeth newydd.

Y gallu i gymryd gwybodaeth newydd i mewn yw'r rhan gyntaf yn y broses o gofio. 'Amgodio' yw gair y seicolegwyr am y broses hon. Rydym ni'n cael ein geni â'r gallu hwn, a gall fod amrywiaeth helaeth yn y boblogaeth normal, iach. Does ganddo ddim byd i'w wneud â deallusrwydd o reidrwydd. Caiff rhai pobl eu geni'n gallu darllen neu glywed rhywbeth unwaith a'i gofio bron air am air. Chwarae plant yw adolygu ar gyfer arholiad i'r bobl ffodus hyn; rhaid i'r mwyafrif ohonom weithio lawer yn galetach gyda thechnegau astudio gweithgar i wthio'r wybodaeth i mewn i'n hymennydd. Mae yna bobl eraill na fyddan nhw byth yn anghofio wyneb. Yn anaml iawn bydd rhai pobl fel pe baen nhw'n cael eu geni gyda chof 'ffotograffig', yn gallu nid yn unig gofio pethau maen nhw wedi'u darllen neu eu gweld am gyfnod byr, ond hefyd yn gallu eu hatgynhyrchu naill ai drwy wneud llun neu ymddangos fel pe baen nhw'n 'darllen' tudalen cyfan o'r cof. Ond eithriad yn hytrach na'r hyn sy'n arferol yw'r bobl hyn, ac fel y mae stori Stephen yn dangos, mae gallu rhyfeddol i godio gwybodaeth newydd yn aml yn datblygu ar draul sgiliau eraill mewn bywyd sy'n angenrheidiol.

Stori'r arlunydd

Ganed Stephen Wiltshire yn Llundain yn 1974. Darganfuwyd ei fod yn dioddef gan awtistiaeth yn dair oed ac ni lwyddodd i siarad nes oedd yn naw oed. Er nad oedd ganddo ddim iaith a'i fod yn cael anhawster i gysylltu â phobl eraill, roedd ganddo ddawn ryfeddol i ddarlunio, a gallai gynhyrchu lluniau manwl a chywir o olygfeydd dinesig cymhleth, yn aml ar ôl eu gweld am ychydig funudau'n unig. Daeth yn enwog pan ddangosodd y sgìl eithriadol hwn mewn rhaglen ddogfen ar y BBC pan gynhyrchodd ddarlun manwl a chywir iawn o Dŷ'r Cyffredin a Thŷ'r Arglwyddi, i gyd yn llwyr o'i gof. Ac yntau nawr yn oedolyn, mae Stephen wedi parhau ei yrfa fel arlunydd. Mae ganddo ei oriel ei hun yn Llundain, ac yn 2006 dyfarnwyd iddo MBE am ei wasanaeth i'r byd celf. Ond er gwaethaf ei gof rhyfeddol am fanylion pensaernïol, dydy ei alluoedd eraill i gofio ddim yn anghyffredin o gwbl. Ar ymweliad ag Efrog Newydd aeth ar goll a bu'n cerdded am 45 munud i'r cyfeiriad anghywir cyn dod o hyd i'w gyrchfan.

Mae rhai pobl yn tueddu i fod yn well yn cofio pethau maen nhw wedi'u darllen neu eu clywed yn hytrach na manylion gweladwy. Gwybodaeth 'eiriol' yw term seicolegwyr am hyn am ei bod yn cael ei chyfleu'n gyffredinol drwy eiriau. Bydd pobl eraill yn well yn cofio pethau gweledol. Mae wynebau'n enghraifft glasurol. Ar wahân i ddisgrifio ychydig nodweddion corfforol penodol, fel lliw gwallt, barf neu sbectol, mae bron yn amhosibl disgrifio wyneb rhywun i rywun arall sydd heb gwrdd â hwnnw o'r blaen. Rhowch gynnig ar hynny nawr. Meddyliwch am rywun rydych chi'n ei adnabod a cheisiwch ddisgrifio'i wyneb ef neu hi yn uchel. Mae'n anodd iawn, ac mae'n annhebygol y byddai unrhyw un sy'n gwrando yn cael darlun clir o'r sawl rydych chi'n ei ddychmygu. Er bod technoleg wedi helpu i wella pethau ryw ychydig yn y blynyddoedd diwethaf, ein hanhawster i drosi delweddau gweladwy cymhleth yn eiriau yw'r rheswm pam mae'r 'ffotoffit' gan yr heddlu o ddrwgweithredwyr yn dal i dueddu i edrych mwy fel cymeriadau allan o *Beano* nag unrhyw ddrwgweithredwyr mewn bywyd go iawn.

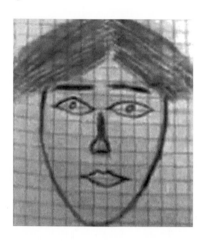

Lladron o Bolivia
Cyhoeddodd heddlu Bolivia y llun annhebygol hwn o ddyn a oedd yn cael ei ddrwgdybio mewn achos o lofruddio yn 2009. Yn rhyfeddol, oherwydd cyhoeddi'r llun hwn arestiwyd y dyn yr oedd yr heddlu'n ei amau (ac roedd ganddo glustiau wedi'r cyfan!).

P'un a ydych yn well yn cymryd gwybodaeth i mewn yn eiriol neu'n weledol, bydd gennych lefel sylfaenol lle bydd eich cof fel arfer yn gweithio. Fe fyddwch yn gwybod o'ch profiadau yn yr ysgol a oedd angen i chi ddarllen eich llyfrau testun drosodd a thro (ac eto) i gael y wybodaeth i mewn i'ch pen, neu a oeddech yn gallu cofio'r hyn ddywedodd yr athro pan oedd hi'n amser arholiadau. Fe fyddwch yn gwybod a ydych o hyd yn dueddol o fynd ar goll mewn tref (neu adeilad hyd yn oed!) neu a ydych fel pe baech yn gallu creu eich map eich hun yn eich pen wrth i chi gerdded o gwmpas lle newydd, hyd yn oed i'r graddau eich bod yn gallu rhagweld ble allai'r ffyrdd byrraf fod. Fe fyddwch yn gwybod a fydd steil gwallt newydd eich ffrind yn eich drysu am eiliad, neu a ydych chi'n dal i allu adnabod wyneb o'ch ysgol gynradd 20 mlynedd yn ddiweddarach.

Sut i wneud y mwyaf o'ch amgodio

Mae nifer o dechnegau astudio wedi'u datblygu i helpu i wneud y mwyaf o'r wybodaeth rydych yn ei chymryd i mewn wrth astudio. Os byddwch yn gwrando ar sgwrs neu ddarlith, does dim byd yn well na gwneud nodiadau â llaw. Mae gwneud nodiadau'n eich gorfodi chi i dalu sylw, ac mae hefyd yn sicrhau bod gwybodaeth yn cael ei phrosesu'n ddyfnach nag wrth wrando'n unig. Os nad yw darlithydd yn wironeddol ddiddorol, ac os byddwch yn eistedd a gwrando'n unig, bydd eich meddwl yn siŵr o grwydro yn ystod rhannau o'r cyflwyniad a gallwch golli darn hanfodol o wybodaeth. Yr unig eithriad i'r rheol hon yw sesiwn ddysgu ryngweithiol sy'n golygu llawer iawn o ymwneud gan y myfyrwyr. Yn yr amgylchiadau hyn gall ceisio ysgrifennu popeth i lawr ymyrryd â chyfranogi uniongyrchol, sydd ynddo'i hun yn dechneg astudio uniongyrchol. Mae nifer o ganllawiau wedi'u cyhoeddi ar y rhyngrwyd sy'n eich dysgu sut i ysgrifennu nodiadau effeithiol mewn darlithiau. Gweler yr adran 'Cyfeiriadau ac adnoddau defnyddiol' yng nghefn y llyfr hwn am ragor o wybodaeth. Does dim angen i nodiadau darlithiau fod yn ddealladwy i neb ond chi'ch hun. Gall defnyddio talfyriadau olygu'ch bod yn gallu ysgrifennu rhagor o wybodaeth i lawr. Os gllch ddrll hn gllch ddsg ysgr'n gflym! Er mwyn trosglwyddo'r wybodaeth newydd hon i'r cof dylech ailysgrifennu'ch nodiadau mor fuan â phosibl ar ôl y ddarlith. Er bod pobl yn aml yn cael eu temtio i deipio'r nodiadau ar gyfrifiadur, mae astudiaeth wedi dangos bod pobl yn cofio mwy drwy ailysgrifennu nodiadau â llaw – eto, caiff y wybodaeth ei phrosesu'n ddyfnach. Os yw eich cof gweledol yn un o'ch cryfderau, gallwch ddefnyddio brasluniau gweledol a nodiadau ac aildrefnu'r wybodaeth ar draws y tudalen i'ch helpu i'w chofio. Dylid gwneud yr ailddrafftio hwn bob amser mewn man tawel a llonydd. Gall cerddoriaeth gefndir neu radio, hyd yn oed, dynnu sylw. Bydd unrhyw beth sy'n sicrhau bod y dasg yn cymryd mwy o'ch sylw yn ei gwneud yn fwy tebygol y byddwch yn ei chofio. Os byddwch yn ailysgrifennu eich nodiadau'n fuan ar ôl y ddarlith, efallai y gallech chi lenwi unrhyw fylchau o'ch cof a byddwch hefyd yn gallu nodi unrhyw beth nad yw'n gwneud synnwyr ac mae angen i chi gael eglurhad ohono.

Pan ddaw'n amser adolygu ar gyfer arholiad, mae darllen goddefol mor effeithiol â gwrando goddefol mewn darlith – hynny yw, nid yw'n effeithiol iawn! Gwelodd un astudiaeth gyda myfyrwyr prifysgol nad oedd eistedd a darllen llyfr testun o fawr o fudd pan ddeuai'r amser i fesur pa mor dda roedden nhw'n perfformio yn yr arholiad wedyn. I rai roedd hyn yn cael effaith yn groes i'r bwriad, gan ei fod yn rhoi iddyn nhw gamargraff o feistrolaeth ar y pwnc. Roedd y myfyrwyr yn rhesymu, gan eu bod wedi treulio tipyn o amser yn darllen y llyfr testun, ei bod yn rhaid bod rhywbeth wedi mynd i mewn.

Mae yna nifer o acronymau sy'n disgrifio technegau astudio gweithredol i helpu i drosglwyddo gwybodaeth ysgrifenedig i'r cof; yn eu plith mae'r dull RRR/DYA (darllen, ysgrifennu, adolygu), y dull PQRST/RHCDAP (rhagolygu, cwestiynu, darllen, adrodd, profi) a'r dull SQ3R/GACDAA (gwneud arolwg, cwestiynu, darllen, adrodd, adolygu). Gweler yr adran 'Cyfeiriadau ac adnoddau defnyddiol' ar dudalen 110 am ragor o wybodaeth am yr holl dechnegau hyn. Mae pob un o'r dulliau hyn yn annog prosesu gwybodaeth mor drwyadl â phosibl er mwyn sicrhau ei bod yn gwreiddio'n gadarn yn eich cof. Maen nhw i gyd hefyd yn golygu elfen o 'brofi' ar y diwedd i sicrhau bod y wybodaeth yn wir wedi mynd i mewn. Os yw eich cof yn arbennig o wael (oherwydd salwch neu niwed sylfaenol i'r ymennydd) efallai y bydd angen i chi ailadrodd y cylchoedd hyn yn amlach na'ch cyfoedion cyn i'r wybodaeth wreiddio'n gadarn a bod ar gael yn hawdd. Ond mae'r un egwyddor yn gymwys i bawb pan ddaw'n fater o drosglwyddo gwybodaeth newydd i'r cof. Mae Pennod 6 yn disgrifio rhai o'r ffyrdd y gallwch ei gwneud yn haws adalw'r wybodaeth hon, ar ôl ei throsglwyddo i'r cof.

Beth bynnag yw eich gallu sylfaenol i gymryd gwybodaeth newydd i mewn, gall nifer o ffactorau gwahanol effeithio ar hyn sydd naill ai'n gallu gwella, neu'n fwy aml na pheidio, rwystro eich gallu i amgodio. Gall y newidiadau hyn fod dros dro neu'n barhaol. Bydd y mwyafrif o bobl yn dechrau sylwi ar broblemau'r cof pan fydd dirywiad yn eu lefel arferol o amgodio am ryw reswm neu'i gilydd. Mae ail ran y llyfr hwn yn disgrifio rhai o'r dylanwadau hyn a ffyrdd o drin rhai ohonyn nhw er mantais i chi. Cyn i ni symud ymlaen at hyn, mae'n bwysig deall beth sy'n digwydd i wybodaeth pan fyddwn wedi ei hamgodio. Mae'r bennod nesaf yn disgrifio beth sy'n digwydd i'n 'hatgofion' ar ôl i ni eu hamgodio'n briodol, ac mae'n cywiro rhai o'r mythau mwyaf cyffredin am y cof y mae pobl yn dueddol o'u credu heddiw.

3

Syniadau cyfeiliornus am y cof

Cyn i ni fynd ddim pellach, rhowch gynnig ar y prawf hwn.

Rhowch gynnig ar y prawf hwn
Dyma restr o 15 o eiriau y gallwch geisio'u cofio, ond chewch chi ddim llawer o amser! Darllenwch bob gair yn uchel tua un bob eiliad. Cyn gynted ag y gorffennwch, trowch y ddalen. Down yn ôl ati ar ddiwedd y bennod.

gwydr	siop	glân
tŷ	malu	rhwyllwaith
drws	staen	clir
paen	golau	ffrâm
llen	agored	sglein

Pan fydd gwybodaeth wedi'i phrosesu'n ddigon dwfn i gael ei chofio'n ddiweddarach, mae'n demtasiwn credu mai dyna ddiwedd y stori. Bydd llawer o bobl yn gyfarwydd â'r math o 'gof' mae cyfrifiadur yn ei ddefnyddio. Mewn gwaith cyfrifiadur mae'r term 'cof' yn cyfeirio at y dyfeisiau corfforol sy'n storio rhaglenni a data. Bydd pob darn o wybodaeth yn cael ei ffeilio'n drefnus yn y cyfrifiadur a gellir ei hadalw, yn gyflawn a heb ei newid, drosodd a thro (a bwrw na fydd haint oherwydd firws cyfrifiadurol).

Yn anffodus nid yw ein hymennydd ni'n gweithio fel hynny. Er nad yw'n teimlo felly, hwyrach, mae eich cof am y gorffennol yn newid yn gyson ac yn cael ei newid gan eich profiadau diweddarach. Mae stori Pat yn nodweddiadol o'r mwyafrif o gwynion y bydd seicolegwyr yn eu clywed yn eu clinigau cof.

Stori Pat

Gweithwraig gymdeithasol 55 oed oedd Pat a oedd yn wirioneddol bryderus mor anghofus oedd hi yn y gwaith. Roedd wedi anghofio'r dyddiad i gyflwyno gwybodaeth hanfodol mewn achos pwysig, a hynny wedi achosi anhawster wedyn i'w chleient a'r tîm cyfan a oedd yn ymwneud â'i ofal. 'Dydw i ddim yn deall y peth,' meddai. 'Rwy'n gallu cofio fy mhlentyndod fel ddoe, ond os gofynnwch i fi beth wnes i'r wythnos diwethaf mae'n anodd iawn i mi gofio.'

Bydd nifer o bobl sy'n wirioneddol bryderus am broblemau gyda'u cof yn eu gweithgareddau pob dydd yn methu deall bod eu cof am ddigwyddiadau yn y gorffennol pell yn hollol glir, fel edrych drwy ffenestr agored ar yr olygfa. Gallan nhw yn aml ailadrodd yn eithriadol o fanwl nifer o ddigwyddiadau o'u plentyndod. Fodd bynnag, bydd yr 'atgofion' plentyndod hyn bron bob amser wedi eu hailadrodd gannoedd o weithiau yn ystod oes rhywun, ond fydd yr hyn gawsoch chi i ginio ddydd Mawrth diwethaf ddim wedi cymryd llawer o'ch amser na'ch sylw ers i chi ei fwyta. Felly, er bod rhywun yn gallu cofio'n glir, er enghraifft, iddo dorri ffenestr â phêl griced, neu syrthio o ben coeden yn y goedwig, mae'n annhebygol iawn o allu rhoi adroddiad manwl am natur bywyd ar ddiwrnod cyffredin yn yr oedran hwnnw. Rydym ni'n dueddol o gofio'r digwyddiadau mawr yn ein plentyndod: geni brawd neu chwaer, damweiniau ofnadwy, gweld rhywbeth anghyffredin am y tro cyntaf. Hyd yn oed gyda'r digwyddiadau arbennig hyn, fel arfer dim ond rhai o'r prif nodweddion rydym ni'n gallu eu cofio'n ddiweddarach.

Cynnydd mewn atgofion

Efallai nad gorymarfer yw'r unig reswm pam mae atgofion plentyndod mor hawdd eu cofio a'u gweld mor glir. Mae cynnydd mawr yn digwydd mewn atgofion pobl am eu llencyndod a phan oedden nhw'n oedolion ifanc, ac maen nhw fel arfer yn cofio nifer anghyfartal o ddigwyddiadau o'r cyfnod hwn o'u cymharu â gweddill eu hoes. Fel arfer rydym ni'n amgodio'r atgofion byw ac amrywiol hyn rhwng 10 a 30 oed. Mae ymchwilwyr wedi cyflwyno nifer o esboniadau am yr uchafbwynt hwn mewn atgofion. Mae rhai wedi dadlau bod llawer iawn o newid fel arfer yn digwydd ar yr adeg hon a bod pobl yn dueddol o gofio digwyddiadau newydd a phenodol. Mae eraill wedi dadlau bod hwn yn gyfnod pan fyddwn yn datblygu synnwyr o'n hunaniaeth ni yn llawn, a bod yr atgofion hyn yn rhan o'n stori bersonol a sut rydym ni wedi datblygu. Beth bynnag yw'r rheswm, nid chi yw'r unig un sy'n gallu cofio'ch dyddiau ysgol yn rhagorol, beth bynnag yw'r anawsterau wrth chwilio am allweddi'r car bob bore.

Wrth i ni ailadrodd ac ystyried eto y digwyddiadau hyn wrth feddwl ac wrth sgwrsio, mae'r nodweddion allweddol hyn yn dod yn straeon cyfarwydd. Ar ôl rhai blynyddoedd, y straeon cyfarwydd hyn rydym ni'n eu cofio; ychydig iawn o'r atgof gwreiddiol sy'n parhau. Gan mai anaml y byddwn yn adrodd stori heb bwrpas, bob tro wrth i ni adrodd ac ailadrodd stori byddwn yn ei golygu ryw ychydig ar gyfer ein cynulleidfa, gan ddileu manylion amherthnasol ac ychwanegu esboniadau pellach lle bydd angen. Bob tro, bydd y golygu a'r ailadrodd hwn yn ychwanegu haen gynnil o wyro oddi wrth y gwreiddiol, sy'n effeithio ar atgof sylfaenol y digwyddiad. Er bod elfen o ymestyn bwriadol weithiau er mwyn creu effaith ddramatig, mae'r newidiadau nodweddiadol yn bennaf yn anfwriadol, ac i'r storïwr mae'n anodd eu gwahanu oddi wrth yr atgof gwreiddiol. Mae hwnnw'n credu'n llwyr ei fod yn cofio'n glir ac yn gywir bob tro wrth ailadrodd. Mae'n debyg i chwarae *Chinese Whispers* ar eich pen eich hun.

Chinese Whispers

Gêm boblogaidd mae plant o gwmpas y byd yn ei chwarae yw *Chinese Whispers*. Fel arfer bydd plant yn eistedd mewn cylch neu'n sefyll mewn llinell a neges yn cael ei sibrwd o'r naill chwaraewr i'r llall nes i'r un olaf gyhoeddi'r neges i'r grŵp cyfan. Bydd y neges yn aml wedi ei newid yn sylweddol erbyn i'r chwaraewr olaf ei chlywed, wrth i wallau grynhoi o'r naill chwaraewr i'r llall. Gall y gwadu a'r beio wedyn yn ôl ar hyd y llinell fod yn fywiog iawn! Defnyddir *Chinese Whispers* yn aml fel dywediad am y ffordd mae sibrydion yn lledu o gwmpas cymdeithas. Ni fyddai'r mwyafrif o bobl yn meddwl y gall proses debyg ddigwydd gyda'u cof eu hunain, ond fe all, ac yn sicr mae wedi digwydd yn rhai o'ch atgofion mwyaf annwyl am y gorffennol.

Er ei bod yn gymharol hawdd derbyn y gall yr ystumio hwn ddigwydd dros nifer o flynyddoedd, mewn gwirionedd mae'n digwydd lawer yn gyflymach nag a feddyliech. Mewn cyfres o arbrofion cof yn yr 1970au dangosodd seicolegwyr yn America mor hawdd oedd ychwanegu ffeithiau ffug at atgofion pobl am ddigwyddiadau. Mewn un astudiaeth dangoswyd i bobl benodol lun o ddau gar wedi taro yn erbyn ei gilydd. Wedyn gofynnwyd i hanner y bobl hyn pa mor gyflym roedden nhw'n meddwl oedd y ceir yn teithio pan 'aeth y ddau yn erbyn' ei gilydd. Gofynnwyd i'r hanner arall pa mor gyflym roedd y ceir yn teithio pan 'chwalodd' y ddau ei gilydd. Roedd y grŵp 'chwalu' nid yn unig yn amcangyfrif bod y ceir yn teithio lawer yn gyflymach; roedden nhw hefyd yn fwy tebygol o 'gofio' gweld gwydr wedi'i falu o ffenestr y car yn y llun. Doedd dim gwydr wedi torri o gwbl yn y llun gwreiddiol. Wedyn holodd yr arbrofwyr y bobl hyn am yr arwydd 'Ildiwch' yn y llun. Er eu bod wedi gweld arwydd Stop yn y llun, roedd nifer o'r bobl hefyd yn gallu 'cofio' gweld arwydd Ildiwch. Roedd cyflwyno ysgogiadau ffug a chwestiynau sy'n arwain wedi newid atgofion y rhai oedd yn cymryd rhan er mai newydd weld y darlun oedden nhw.

Yn ddiddorol iawn, pan fydd atgof ffug wedi'i ychwanegu at yr atgof gwreiddiol, mae fel pe bai'n aros yno. Mae astudiaethau wedyn wedi dangos bod gan bobl fwy o ffydd yng nghywirdeb y manylion ffug hyn nag yn y manylion gwirioneddol maen nhw wedi'u gweld. Mae hyn yn rhannol am eu bod i'w gweld wedi eu gwireddu a'u cadarnhau gan rywun arall. Ond gall hefyd fod oherwydd y syniadau sydd gan bobl eisoes wrth wynebu sefyllfaoedd newydd.

Mae llawer gormod o fanylion mewn bywyd pob dydd i ni gofio'r cyfan – does gennym ni mo'r gallu. I ddelio â'r cymhlethdod hwn byddwn yn datblygu darluniau o bethau wedi'u symleiddio a'u cyffredinoli yn seiliedig ar ein profiad. Mae'r darluniau hyn yn dechrau'n gynnar iawn. Bydd seicolegwyr yn galw'r darluniau hyn sydd wedi'u symleiddio yn 'sgemâu'. Yn ymarferol mae'r sgemâu hyn yn caniatáu i ni dalfyrru digwyddiadau. Maen nhw'n arbennig o ddefnyddiol am nad ydyn nhw'n cymryd llawer o le yn y cof, ond mae iddyn nhw eu hanfanteision. Byddwn yn aml ar gam yn 'adalw' digwyddiadau na fu iddyn nhw ddigwydd erioed, am ein bod yn eu cysylltu â'r sgema rydym ni wedi'i datblygu ar gyfer y digwyddiad penodol hwnnw. Mae i'r ystumio hwn oblygiadau gwirioneddol bwysig i ddilysrwydd tystiolaeth llygad-dystion mewn achosion llys. Er enghraifft, meddyliwch am ladrad ar y stryd.

Lladrad ar y stryd

Mae hi'n bwrw glaw ac mae Karen newydd barcio'i char y tu allan i'r banc. Mae'n edrych draw at y peiriant arian drwy ffenestr y car ac yn gweld gwraig oedrannus wrth y peiriant a pherson yn gwisgo jîns a chwfl tywyll yn aros ei dro y tu ôl iddi. Mae Karen yn sylweddoli y bydd angen iddi aros yn y rhes fer i gael ei harian ac felly mae'n estyn y tu ôl iddi i sedd gefn y car i nôl ei hymbarél. Wrth iddi agor drws y car i fynd allan, mae'n clywed gwaedd ac yn gweld y person â'r cwfl yn rhedeg i lawr y stryd a'r wraig oedrannus ar y llawr wrth ymyl y peiriant arian. Yn fuan mae Karen yn dod yn dyst i'r drosedd ac yn cael cyfweliad gan yr heddlu.

Bydd pobl sy'n dyst i drosedd yn anorfod yn llunio'u hadroddiad (ac felly eu hatgof) yn ôl buddiannau'r gwrandäwr. Bydd y person cyntaf i Karen adrodd ei stori wrtho yn hanfodol wrth lunio ac atgyfnerthu ei hatgof hi o'r digwyddiad. Os bydd hi'n siarad â thystion eraill, gall eu hatgofion nhw gael eu hymgorffori yn ei hatgof hi o'r digwyddiad. Bydd hyn yn digwydd yn aml mewn tystiolaeth gan dystion yn y man a'r lle, pan fydd pobl yn hollol onest yn dweud iddyn nhw weld pethau na fedren nhw fod wedi'u gweld o gwbl o'u safbwynt neu eu safle yn yr olygfa. Mewn un astudiaeth dangoswyd i bobl fersiynau ychydig yn wahanol o drosedd wedi'i ffilmio o wahanol onglau. Wedyn fe gawson nhw siarad â'i gilydd am yr hyn roedden nhw wedi'i weld. Ar ôl hyn cymerwyd adroddiad fel pe baen nhw'n siarad â'r heddlu. Roedd hi'n anodd credu bod 70 y cant o'r bobl hyn wedi sôn yn eu hadroddiadau am o leiaf un peth na fedren nhw byth fod wedi'i weld eu hunain.

Wrth gymryd ei datganiad, gallai'r heddlu ofyn i Karen pa mor hen roedd y bachgen, yn ei barn hi. Mae'r troseddwr sy'n cael ei ddrwgdybio yn cael ei adnabod ar unwaith fel gwryw ym meddwl Karen. Mewn gwirionedd, dim ond cefn person â chwfl mewn dillad dyn neu ferch welodd hi. Efallai fod yr atgof ffug hwn wedi'i blannu gan y cwestiwn arweiniol, ond bydd hefyd wedi ei atgyfnerthu gan y syniad a oedd gan Karen eisoes am droseddau ar y stryd. Mae sgema gyffredinol Karen ar gyfer lladradau wrth beiriannau arian fwy na thebyg eisoes yn cynnwys dynion ifanc a chwfl am eu pen. Mae cwestiynau'r heddlu yn atgyfnerthu'r sgema hon wedyn.

Yn ogystal â llunio'n hatgofion am ddigwyddiadau, mae sgemâu hefyd yn aml yn llenwi bylchau yn yr hyn rydym ni'n ei gofio. Erbyn diwedd y dydd efallai y bydd Karen yn sicr 100 y cant ei bod wedi gweld lladrad yn gynharach yn y dydd, ond mewn gwirionedd dim ond yr olygfa cyn y digwyddiad ac ar ei ôl a welodd hi. Pan fydd bylchau bach yn yr hyn welwn ni, rydym ni'n dueddol o lenwi'r bylchau â sgema sydd eisoes yn bod ar gyfer y digwyddiad.

Gwyliwch y bwlch

Fore dydd Iau, 7 Gorffennaf 2005 taniwyd bomiau gan bedwar hunanfomiwr ar dri thrên tanddaearol a bws yn Llundain. Lladdwyd dros 50 o bobl yn yr ymosodiadau ac anafwyd dros 700. Bythefnos yn ddiweddarach ceisiodd pedwar terfysgwr arall wneud yr un peth eto. Methodd y rheiny, ond dihangodd y pedwar ac roedden nhw'n dal i fod ar ffo drannoeth. O ganlyniad roedd holl boblogaeth Llundain yn cadw llygad fanwl am y terfysgwyr. Drannoeth ar ôl yr ymosodiad a fethodd, cerddodd Mr Jean Charles de Menezes drwy'r glwyd yng ngorsaf drenau Stockwell gan ddefnyddio'i gerdyn Oyster i dalu am ei docyn, a chydiodd mewn papur newydd am ddim ar y ffordd. Roedd yn gwisgo siaced denim ysgafn ac aeth i lawr ar hyd y grisiau symud. Rhedodd ar draws y platfform wrth i'w drên gyrraedd a mynd i eistedd ar y trên. Ar ôl iddo gael ei adnabod ar gam fel un o'r bomwyr a oedd ar ffo ers y diwrnod cynt, saethwyd Mr de Menezes wedyn gan aelodau o'r garfan gwrthderfysgaeth a bu farw yn y man a'r lle. Ar y diwrnod y lladdwyd Mr de Menezes, datblygodd darlun yn fuan gan nifer o lygad-dystion a soniodd am ei weld yn neidio dros y glwyd docynnau ac yn rhedeg i ffwrdd oddi wrth yr heddlu i lawr i'r orsaf drenau. Dywedodd tystion ei fod yn gwisgo côt aeaf drom ar ddiwrnod cynnes o haf, gan achosi drwgdybiaeth ei fod yn cuddio dyfais. Soniodd un llygad-dyst fod Mr de Menezes yn gwisgo gwregys bomiau a gwifrau'n dod allan ohono. Nid oedd yr un o'r pethau hyn yn wir, ond roedden nhw i gyd yn cyd-fynd â'r sgema fyw o'r ffordd y gallai terfysgwr edrych ac ymddwyn.

Mae achos Jean Charles de Menezes yn enghraifft dda o'r ffordd y bydd pobl yn ymwybodol ac yn anymwybodol yn teilwra'u hadroddiadau am ddigwyddiadau yn ôl buddiannau'r gwrandäwr. Rhoddwyd y mwyafrif o adroddiadau cychwynnol y llygad-dystion i ohebwyr, sydd wedi'u hyfforddi i gael adroddiadau dramatig gan eu ffynonellau ac a oedd yn cystadlu am y tyst gorau i'w roi o flaen eu camerâu. Roedd cwestiynau arweiniol ac adroddiadau anghywir ar y cyd gan dystion eraill wedyn yn creu cylch o atgofion ffug, yn seiliedig ar y dybiaeth anghywir fod terfysgwr wedi'i ddal.

Wrth siarad â'r heddlu, bydd llygad-dystion yn dueddol o gofio mwy o fanylion damniol nag o ffeithiau niwtral sy'n tynnu'r bai oddi ar rywun. Gogwydd anymwybodol yw hyn yn seiliedig ar y wybodaeth fod yr heddlu'n ceisio dal y troseddwr. Yn stori Karen, er enghraifft, mae'n annhebygol o ddweud wrth yr heddlu fod glaw yn lled-guddio'r olygfa drwy ffenestr ei char, na'i bod hi wedi estyn i sedd gefn y car i nôl ei hymbarél ac nad oedd yn edrych ar yr olygfa pan ddigwyddodd y lladrad mewn gwirionedd. Gall manylion sy'n tynnu'r bai oddi ar rywun gael eu hanghofio'n fuan neu eu hanwybyddu wrth i'r stori gael ei hailadrodd. Mewn dramâu teledu am achosion llys ac achosion go iawn, gall bargyfreithwyr yn aml fychanu unrhyw fanylion y gall llygad-dyst eu cofio'n sydyn wrth roi tystiolaeth os nad oedden nhw wedi'u cynnwys yn natganiad gwreiddiol y tyst, yn enwedig os ydyn nhw'n creu amheuaeth am euogrwydd un sy'n cael ei ddrwgdybio. A hyn er gwaethaf y ffaith fod astudiaethau gwyddonol o'r ffordd mae'r cof yn gweithio yn awgrymu y gall unrhyw atgof o'r newydd am fanylion bryd hynny fod yn fwy cywir na'r manylion damniol, a fydd wedi'u hailadrodd dro ar ôl tro.

Mae'r astudiaethau seicoleg hyn ac enghreifftiau o fywyd go iawn yn pwysleisio mor annibynadwy yw ein cof. Hyd yn oed pan fydd yr ymennydd yn gweithio'n iawn a phan fyddwn yn hollol hyderus am ein hatgofion, byddwn wedi gweld yr hyn roeddem am ei weld neu'n disgwyl ei weld, ac wedyn wedi aildrefnu'r wybodaeth mewn ffordd a oedd yn gwneud synnwyr. Yn ffodus, mae yna rai technegau effeithiol y gellir eu defnyddio i geisio gwrthsefyll rhywfaint o'r gogwyddo naturiol a'r ystumio hwn i wella cywirdeb ein hatgofion.

Mae astudiaethau wedi dangos bod atgof pobl yn gwella os ydyn nhw'n mynd yn ôl yn gorfforol i safle digwyddiad. Gall nodweddion yn yr amgylchedd ysgogi atgofion newydd. Po gynharaf fydd rhywun yn rhoi adroddiad am ddigwyddiad ar ôl iddo ddigwydd, mwya'n y byd o fanylion mae'n debygol o'u cofio'n ddiweddarach. Cyfweliad gwybyddol ydy'r enw ar dechneg gyfweld yr heddlu sy'n cael fwyaf o wybodaeth gan lygad-dystion i drosedd. Yn hytrach na dim ond gofyn am adroddiad am ddigwyddiadau yn nhrefn amser, mae'r dechneg yn defnyddio pedair strategaeth sydd wedi'u llunio i wneud y mwyaf o'r adalw, sef:

1 Ail-greu'n feddyliol yr amgylchedd a'r cyd-destun personol a oedd yn bodoli adeg y digwyddiad. Mae hyn yn cynnwys dychmygu'r olygfa yn y meddwl ac adalw eich agwedd meddwl ar y pryd. Ble oeddech chi newydd fod? Beth oedd newydd ddigwydd? Beth oeddech chi'n disgwyl ei wneud nesaf?

2 Cofnodi popeth waeth pa mor bwysig roedd yn ymddangos. Ceisio cofio pob manylyn, hyd yn oed os nad yw'n ymddangos yn berthnasol i'r prif ddigwyddiad – gall pob manylyn ysgogi atgof newydd sy'n bwysig.

3 Gall adalw digwyddiadau mewn trefn wahanol ddod â gwybodaeth newydd i'r golwg yn aml.

4 Yn yr un modd, gall adalw'r digwyddiadau o wahanol safbwyntiau hefyd ddod â manylion newydd i'r golwg.

Ydych chi'n cofio'r rhestr geiriau ar ddechrau'r bennod? Cyn i chi ddarllen ymhellach, cymerwch funud nawr i ysgrifennu ar ddarn o bapur gynifer o'r geiriau ag y gallwch eu cofio.

Bydd tua hanner y bobl sy'n gwneud y prawf hwn yn cofio 'ffenestr' fel un o'r geiriau. Doedd hwnnw ddim yn y rhestr wreiddiol, ond roedd gan y mwyafrif o'r geiriau gysylltiad â 'ffenestr': llen, gwydr, ffrâm, ac ati. Yn ogystal, rydych wedi darllen y gair 'ffenestr' ddim llai na phum gwaith yn y bennod hon ers i chi edrych ar y rhestr.

Tudalen 23: Bydd nifer o bobl sy'n wirioneddol bryderus am broblemau gyda'u cof yn eu gweithgareddau pob dydd yn methu deall bod eu cof am ddigwyddiadau yn y gorffennol pell yn hollol glir, fel edrych drwy *ffenestr* agored ar yr olygfa.

Tudalen 23: Felly, er bod rhywun yn gallu cofio'n glir, er enghraifft, iddo dorri *ffenestr* â phêl griced, neu syrthio o ben coeden yn y goedwig, mae'n annhebygol iawn o allu rhoi adroddiad manwl am natur bywyd ar ddiwrnod cyffredin yn yr oedran hwnnw.

Tudalen 25: Roedd y grŵp 'chwalu' nid yn unig yn amcangyfrif bod y ceir yn teithio lawer yn gyflymach; roedden nhw hefyd yn fwy tebygol o 'gofio' gweld gwydr wedi'i falu o *ffenestr* y car yn y llun.

Tudalen 26: Mae'n edrych draw at y peiriant arian drwy *ffenestr* y car ac yn gweld gwraig oedrannus wrth y peiriant a pherson yn gwisgo jîns a chwfl tywyll yn aros ei dro y tu ôl iddi.

Tudalen 29: Yn stori Karen, er enghraifft, mae'n annhebygol o ddweud wrth yr heddlu fod glaw yn lled-guddio'r olygfa drwy *ffenestr* ei char ...

Os oeddech wedi cofio'n anghywir fod y gair 'ffenestr' yn y rhestr wreiddiol ar ddechrau'r bennod hon, nid chi yw'r unig un ac rydych newydd ddangos i chi'ch hun mor hawdd ydy gwyrdroi'r cof. Os na, peidiwch â llongyfarch eich hun yn ormodol; bydd y prosesau hyn ar waith yn eich ymennydd chi hefyd ac yn eich twyllo yn hwyr neu'n hwyrach.

Crynodeb

Ar y cyfan rydym yn dueddol o ymddiried yn ein hatgofion, ac eto does dim angen i ni ddweud celwydd neu fethu â dweud y gwir i gyd er mwyn adrodd ffeithiau'n anghywir mewn unrhyw sefyllfa. Mae bod yn ddynol yn ddigon i wyrdroi ffeithiau wrth eu hadalw a sôn am atgofion anghywir bob dydd.

Dydy'r cof ddim yn gweithio fel recordiad fideo o ddigwyddiadau'r gorffennol. Mae'r weithred o greu pob atgof newydd ynddi'i hun yn achosi gwyrdroi, a fydd yn ei dro yn ymyrryd ag atgofion blaenorol a chreu atgofion y dyfodol. Nid yw llawer o'r hyn rydym yn ei adalw o'r gorffennol yn ddarlun cywir o'r hyn a ddigwyddodd mewn gwirionedd. Mae'r ffordd rydym yn trefnu gwybodaeth ac yn gosod ystyr arni yn creu ein fersiwn ein hunain o ddigwyddiadau, a honno'n ddigon amhendant. Er y gall y ffeithiau allweddol fod yn gywir, bydd nifer o'r manylion yn agored i ymyrraeth o amrywiaeth eang o ffynonellau. Mae'r nofelydd Marcelo Figueras wedi mynegi hyn yn gelfydd yn ei nofel *Kamchatka*.

> Weithiau mae'r hyn rydw i'n ei gofio yn amrywio ... dydy'r amrywio hwn ddim yn fy mhoeni. Rydw i wedi hen arfer ag ef. Mae'n golygu fy mod i'n cofio rhywbeth nad oeddwn wedi sylwi arno o'r blaen; mae'n golygu nad ydw i'n union yr un person ag yr oeddwn pan oeddwn yn cofio ddiwethaf.

Y tro nesaf y byddwch mewn penbleth ynglŷn â pham rydych yn gallu cofio'ch cyfnod yn yr ysgol fel pe bai ddoe, ond nid yr hyn a wnaethoch chi'r wythnos diwethaf, cysurwch eich hun drwy sylweddoli nad ydych yn ceisio cofio'n ôl dros ddegawdau, ond mewn gwirionedd ddim ond i'r tro diwethaf i chi ail-fyw naill ai atgof arbennig neu drefn sefydlog o'r cyfnod hwnnw. Does dim modd cymharu'r 'atgofion' hyn â'r pethau diflas a wnaethoch chi'r wythnos diwethaf, pethau nad ydych chi wedi meddwl ddwywaith amdanyn nhw ers hynny, mae'n siŵr. Nid oes dim byd rhyfeddol o gwbl yn y paradocs ymddangosiadol.

4

Anghofiwch chi byth sut i reidio beic

Mae'r penodau blaenorol wedi esbonio sut mae nifer o gwynion am ein cof pob dydd yn deillio o'r ffaith nad yw gwybodaeth wedi'i phrosesu'n gywir yn y lle cyntaf, a sut y gall ein hatgofion mwyaf gwerthfawr, hyd yn oed pan fyddwn yn talu sylw, fod yn agored i bob math o ragfarn a gwyrdroi o'r tro cyntaf y byddwn yn eu hadalw. Mae popeth sydd wedi'i drafod hyd yma wedi bod yng nghyd-destun cofio pethau sydd wedi digwydd yn y gorffennol. 'Cofio episodaidd' yw enw'r seicolegwyr am y math hwn o gofio – cofio episodau neu rannau o ddigwyddiad. Gallwn hefyd feddwl am hyn fel cof hunangofiannol – cof am bethau sydd wedi digwydd i ni. Er mai'r mathau hyn o gofio yw'r mwyafrif o'n hatgofion personol, mae yna nifer o systemau cofio eraill yn ein hymennydd sydd fel pe baen nhw'n gweithio mewn ffordd wahanol a heb fod yn agored i gael eu gwyrdroi yn yr un ffordd.

Atgofion trefniadol

Mae'r wybodaeth am 'sut' i wneud rhywbeth wedi'i storio yn yr ymennydd mewn ffordd hollol wahanol i'n hatgofion am ddigwyddiadau'r gorffennol. Bydd pobl yn aml yn dweud 'Fyddwch chi byth yn anghofio sut i reidio beic', ac fel arfer mae'n wir. Ar ôl i chi feistroli sgìl, mae'n dueddol o aros gyda chi. Efallai na fyddwch wedi reidio beic ers 30 mlynedd, ond heblaw am fod ychydig yn sigledig ar y dechrau, byddwch yn gallu reidio beic o fewn ychydig funudau, os oeddech yn gallu gwneud hynny'n iawn pan oeddech yn blentyn. Mae'n dod heb i chi orfod meddwl am y peth yn fwriadol o gwbl. Mae seicolegwyr yn galw hyn yn 'gof trefniadol' (*procedural memory*) – y cof sy'n ofynnol i gyflawni mathau penodol o weithred neu drefn. Caiff atgofion trefniadol eu storio yn ein hisymwybod; pan fydd sgìl wedi ei ddysgu, does dim angen unrhyw ymdrech feddyliol i'w adalw a'i roi ar waith. Mae ein cyrff/hymennydd rywsut yn gwybod beth i'w wneud. Pryd bynnag y bydd eu hangen, rydym ni'n adalw atgofion trefniadol yn awtomatig. O wisgo amdanom i ddarllen papur, chwarae offeryn cerdd i yrru car, ar ôl i ni feistroli'r sgiliau hyn rydym ni'n dueddol o beidio â'u hanghofio.

Er ei bod hi'n hawdd adalw atgofion trefniadol ar ôl eu creu, mae'n anodd gwreiddio sgìl mewn cof trefniadol. Caiff atgofion trefniadol eu creu drwy 'ddysgu trefniadol' – ailadrodd gweithred dro ar ôl tro nes iddi ddod yn awtomatig. Po fwyaf cymhleth fydd y sgìl, mwyaf anodd fydd hi i'w wreiddio mewn cof trefniadol. Yn ffodus byddwn yn gwneud y rhan fwyaf o'n dysgu trefniadol pan ydym ni'n blant. Mae'r ymennydd ifanc wedi'i gyflyru i wneud yr holl gysylltiadau sy'n ofynnol iddo ddysgu sgìl newydd. Ychydig ohonom sy'n gallu cofio'r ymdrech o seinio geiriau'n ffonetig er mwyn eu darllen, ond mae amser a dreulir gydag unrhyw blentyn ifanc i ddysgu darllen yn dangos yr ymdrech sy'n ofynnol i feistroli'r sgìl cyn iddo ddod yn awtomatig. Mae sgiliau newydd bob amser yn gofyn am sylw a chanolbwyntio 100 y cant gan y dysgwr o'r dechrau'n deg. Mae'n aml yn anodd dychmygu y bydd gofyn am unrhyw beth llai wrth i chi ddechrau meistroli sgìl newydd. Efallai y gallwch gofio'r teimlad hwn ar ôl eich gwers yrru gyntaf. Ond gyda mwy a mwy o ymarfer, bydd mwy a mwy o agweddau ar y sgìl yn dod yn awtomatig nes gwreiddio'r drefn gyfan yn y pen draw mewn cof trefniadol.

Weithiau bydd trefn neu sgìl yn dod mor awtomatig nes ei bod yn anodd cofio'i wneud hyd yn oed. Mae'r weithred yn dod mor awtomatig ac anymwybodol fel nad ydym yn ei phrosesu'n ddigonol i'n galluogi i'w hadalw'n ddiweddarach. Mae'r mwyafrif ohonom ni wedi cael profiad o fod yn anghyffyrddus am eiliad wrth fynd i wneud rhywbeth, fel cloi'r drws cefn cyn mynd allan a gweld ein bod eisoes wedi gwneud hynny. Roedd y weithred mor awtomatig fel na chafodd ei phrosesu y tro cyntaf. Oherwydd eich bod yn dod ar draws yr annisgwyl (drws eisoes wedi'i gloi) pan ewch i wneud hynny eto, bydd hyn yn ysgogi'r weithred i ddod i'ch ymwybod. Yn yr un modd, gall gyrwyr profiadol fod yn gyfarwydd â sylweddoli'n sydyn nad ydyn nhw'n cofio gwneud rhan o'u siwrnai. Digwyddiad annisgwyl, sydd yn sydyn yn eu gorfodi i reoli agwedd ar y gyrru yn ymwybodol, sydd yn aml yn eu hysgogi i sylweddoli hyn. Cyn hynny maen nhw wedi bod yn gyrru 'yn awtomatig', gan ryddhau eu meddwl ymwybodol i feddwl am bethau eraill. Nid yw'r ffenomen hon yn gyfyngedig i weithgareddau cyffredin pob dydd.

Amnesia oherwydd arbenigedd

Yng Ngemau Olympaidd y Gaeaf 2010, cyrhaeddodd y ddau elyn pennaf, Canada ac UDA, y ffeinal hoci iâ. Roedd y gêm yn agos tu hwnt, a chan fod y ddau dîm mor agos o ran gallu bu'n rhaid chwarae amser ychwanegol. Yn yr eiliadau olaf, enillwyd y gêm gan Sidney Crosby, un o chwaraewyr Canada, drwy sgorio gôl fentrus a sicrhau'r fedal aur Olympaidd i'w wlad. Bydd yr eiliad wedi'i serio ym meddyliau miliynau o ddilynwyr hoci iâ. Penderfynodd arbenigwyr yn ddiweddarach fod Crosby wedi gwneud dros 20 o benderfyniadau yn y pair o bedair eiliad pan gychwynnodd y weithred o sgorio'r gôl a'i chwblhau. Ond pan gafodd Crosby ei gyfweld yn union ar ôl y gêm roedd yn methu cofio fawr ddim am y digwyddiadau. Pan ofynnodd gohebydd iddo sôn am y broses o sgorio, meddai, 'Dydw i ddim yn cofio a dweud y gwir. Dim ond saethu – o'r man yma, rwy'n credu ... dyna i gyd fedra i gofio ... ym, welais i mohoni, a dweud y gwir.'

Yn ddiddorol iawn, mae astudiaethau sydd wedi defnyddio sganio MRI i edrych ar weithgarwch yr ymennydd yn awgrymu bod pobl sydd ag anhwylder gorfodaeth obsesiynol (OCD: *obsessive compulsive disorder*) yn perfformio lawer yn well mewn tasgau cof trefniadol na phobl heb yr anhwylder hwn. Mae'r astudiaethau hyn yn awgrymu bod cof trefniadol cleifion ag OCD yn anarferol o dda, yn enwedig yn y cyfnodau cynnar o ddysgu sgìl newydd. Gall hyn olygu bod pobl sydd ag OCD yn datblygu 'amnesia arbenigedd' yn gyflymach ac ar gyfer amrywiaeth ehangach o weithgareddau na phobl heb yr anhwylder, gan greu'r ysgogiad cychwynnol i 'wirio' bod tasgau wedi eu cyflawni, oherwydd eu bod nhw'n methu cofio'u cyflawni. Mae triniaethau sy'n seiliedig ar y syniadau hyn yn golygu dod â rhai agweddau ar yr ymddygiad awtomatig sydd wedi'i orddysgu yn ôl i'w rheoli'n ymwybodol. Fel y trafodwyd ym Mhennod 2, y ffordd symlaf o wneud hyn yw dweud rhywbeth yn uchel wrth i chi gwblhau'r weithred, fel 'Rwy'n cloi'r drws cefn' neu 'Rwy wedi diffodd y golau'. Ar gyfer gweithredoedd mwy cymhleth sy'n gofyn am nifer o gamau (e.e. pacio i fynd ar wyliau), gallwch gadarnhau'n ymwybodol eich bod wedi cyflawni gweithred drwy ddefnyddio rhestri pensil a phapur neu apiau arbenigol ar ffonau symudol.

Tagu seicolegol

Mae atgofion trefniadol fel arfer yn gadarn ac yn wydn iawn, ond mae lefelau uchel iawn o straen yn gallu tarfu arnyn nhw. Bydd hyn yn digwydd yn aml pan fydd angen i rywun gyflawni sgìl o flaen pobl eraill. Mae fel pe bai mynediad i'r cof trefniadol yn sydyn wedi'i rwystro a'r person yn ymddwyn fel dechreuwr eto. Gwelir hyn yn aml yn y byd chwaraeon, pan fydd chwaraewyr fel pe baen nhw'n mynd yn ddarnau wrth i'r pwysau gynyddu, ac yn aml byddan nhw'n 'rhoi'r' gêm i'w gwrthwynebwyr, a'u dilynwyr yn methu â chredu'r peth. Cyfeirir at y ffenomen hon yn aml fel 'tagu', ac mae rhai enghreifftiau cyfarwydd yn y byd chwaraeon. Bydd perfformiad Greg Norman yn Nhwrnamaint Meistri Golff 1996 yn aml yn dod ar ben y rhestr o'r methiannau gwaethaf yn y byd chwaraeon. Wrth fynd i mewn i'r rownd olaf roedd gan Norman fantais o chwe ergyd dros Nick Faldo. Mae hynny'n anferth o fantais mewn golff, ond nid yw'n ddigon os ydych chi'n dechrau tagu. Erbyn yr 11eg twll roedd Faldo wedi cau'r bwlch. Wrth y twll nesaf collodd Norman ddwy ergyd. Aeth ei gêm yn ddarnau ac yn y diwedd gorffennodd bum ergyd y tu ôl i Faldo.

Mae seicolegwyr yn credu bod hyn yn digwydd am fod straen yn cynyddu hunanymwybod y perfformiwr. Hynny yw, mae'n dechrau meddwl am yr hyn mae'n ei wneud. Mae'r canolbwyntio hwn yn trechu ei allu i ddefnyddio'r sgiliau awtomatig sydd wedi'u dysgu'n dda. Mae'r hyn a oedd yn ddiymdrech ac yn anymwybodol pan ddechreuodd y gêm nawr yn mynd yn araf ac yn fwriadol wrth i'r tyndra gynyddu. Mae cylch cythreulig yn cael ei sefydlu'n fuan. Dyna pam mae perfformiad rhai chwaraewyr i'w weld yn dirywio mor gyflym ac mor rhyfeddol tua diwedd gêm.

Tîm pêl-droed Lloegr a melltith yr ornest ciciau o'r smotyn
Mae gornestau ciciau o'r smotyn yn ffordd arteithiol o benderfynu canlyniad gêm bêl-droed. Cawson nhw eu cyflwyno yn ystod Cwpan y Byd yn 1982, pan nad oedd gemau ailchwarae mwyach yn ymarferol oherwydd eu bod yn tarfu ar chwaraewyr, ar ddilynwyr ac (yn bennaf) ar amserau darlledu teledu ar draws y byd. Wynebodd tîm Lloegr ei ymryson ciciau o'r smotyn cyntaf yn 1990, yng ngêm gynderfynol Cwpan y Byd, ar ôl cael gêm gyfartal 1–1 yn erbyn Gorllewin yr Almaen. Roedd llawer iawn yn ddibynnol ar ganlyniad y ciciau o'r smotyn: nid yn unig cyfle i drechu'r hen elyn, yr Almaen, ond lle i dîm Lloegr yng ngêm derfynol Cwpan y Byd am y tro cyntaf er 1966. Aeth popeth yn iawn tan i golwr yr Almaen arbed gôl Stuart Pearce. A hithau'n 3–4 i'r Almaen, roedd *rhaid* i Chris Waddle sgorio i gadw Lloegr yn y twrnamaint. Mae'n anodd credu, ond methodd ei ymdrech yn llwyr gan hedfan dros y bar. Methai plant ysgol ac arbenigwyr fel ei gilydd â dirnad sut medrai chwaraewr pêl-droed a oedd ymhlith goreuon y byd, fethu'r gôl yn llwyr.

Mae beirniaid yn dweud nad yw ymryson ciciau o'r smotyn fawr gwell na thaflu ceiniog i'r awyr pan ddaw'n fater o benderfynu pa dîm yw'r gorau. Efallai nad dyna'r prawf gorau o sgìl pêl-droed, ond mae i'w weld yn brawf da o'r gallu i beidio â chynhyrfu dan bwysau, a pheidio â thagu. Pe bai'n fater o siawns byddai rhywun yn rhagweld ennill a cholli yn weddol gyfartal rhwng y timau. Nid felly y mae hi. Ers cyflwyno'r drefn mae tîm pêl-droed Lloegr wedi chwarae naw gêm mewn twrnameintiau mawr sydd wedi arwain at ymryson ciciau o'r smotyn. Maen nhw wedi ennill deirgwaith yn unig, ond mae'r Almaen heb golli ymryson ciciau o'r smotyn erioed mewn twrnamaint Cwpan y Byd.

Nid yw tagu'n gyfyngedig i'r byd chwaraeon; gall pianyddion enwog, siaradwyr cyhoeddus a hyd yn oed feidrolion fel ni i gyd gael profiad o 'dagu' pan fydd y pwysau mor fawr nes i ni golli cysylltiad dros dro â storfa ein cof trefniadol. Does dim angen i bencampwriaeth byd fod yn y fantol i achosi 'tagu'; weithiau gall fod yn ddim mwy na bygythiad tocyn parcio.

Stori Annie

Daeth Annie i'n clinig cof yn bryderus iawn am ddigwyddiad anffodus yn yr archfarchnad yr wythnos flaenorol. 'Roedd y peth yn arswydus,' meddai. 'Roeddwn i'n syllu ar fy mhwrs ac yn methu'n lân â dyfalu pa ddarnau arian i'w rhoi i'r ferch wrth y til. Roedd fy meddwl yn hollol wag ... po fwyaf oeddwn i'n edrych, mwyaf ofnus oeddwn i'n mynd. Gallwn weld bod y ferch yn colli amynedd ac roedd y dyn yn y rhes y tu ôl i fi yn tuchan ac yn chwythu. Yn y diwedd fe rois fy mhwrs iddi hi i estyn yr arian ei hun. Roeddwn i'n teimlo'n reit ffŵl. Dydw i ddim wedi bod 'nôl yn y siop ers hynny.'

Wrth siarad ag Annie yn fanylach am y digwyddiad hwn, daeth yn amlwg ei bod ar y diwrnod hwnnw wedi parcio ar linell felen ddwbl y tu allan i'r archfarchnad ac yn awyddus i fynd yn ôl i'w char cyn gynted â phosibl i osgoi cael tocyn parcio. Yn ei brys roedd, heb feddwl, wedi mynd â'i basged nwyddau i'r rhes 'wyth eitem neu lai'. Er mai basged fach oedd ganddi, roedd ynddi fwy nag wyth eitem. Roedd wedi ymddiheuro wrth y ferch ond heb gael ymateb i dawelu ei meddwl, er i'w hymddiheuriad gael yr ymateb 'hyyy' gan y dyn y tu ôl iddi yn y rhes. Mae'n debygol fod gorbryder Annie ynglŷn â chael tocyn parcio a theimlo'n lletchwith am fod yn y rhes anghywir wedi achosi digon o straen iddi fethu â defnyddio'i chof trefniadol am eiliad, gan rwystro'i gallu i gwblhau'r busnes syml wrth y man talu. Fe fuom ni'n trafod y posibilrwydd hwn gydag Annie, gan dreulio ychydig sesiynau'n gweithio ar ffyrdd i'w helpu i sylweddoli pan fyddai ei lefelau straen yn uchel, a faint y gallai ei gorbryder am broblemau'r cof fod yn ei gyfrannu at y straen hon. Cafodd ychydig hyfforddiant hefyd mewn technegau i reoli straen. Yn ei hapwyntiad dilynol 12 mis yn ddiweddarach, roedd hi'n amlwg wedi ymlacio mwy na phan ddaeth hi atom ni gyntaf, ac nid oedd ei phroblemau gydag arian wedi digwydd eto.

Crynodeb

Gall fod yn anodd iawn creu atgofion trefniadol (atgofion am sut i wneud rhywbeth). Yn gyffredinol, rydym yn eu creu ar ôl eu hymarfer a'u hailadrodd nifer fawr o weithiau. Bydd llawer o'n cof trefniadol yn cael ei greu yn ein plentyndod pan fydd yr ymennydd yn ei anterth, yn barod i wneud yr holl gysylltiadau angenrheidiol i feistroli sgiliau newydd. Yn gyffredinol, po hynaf fyddwch chi, mwyaf anodd fydd hi i chi wreiddio sgìl newydd yn eich cof trefniadol. Nid yw hynny'n golygu ei bod yn amhosibl dysgu iaith newydd neu chwarae offeryn newydd yn oedolyn, dim ond y bydd yn cymryd mwy o ailadrodd ac ymarfer nag i rywun ag ymennydd iau. Pan fydd sgìl wedi'i wreiddio yn y cof trefniadol a ninnau wedi ei feistroli i'r graddau ei fod yn dod yn awtomatig ac yn ddiarwybod, mae'n anodd iawn iddo ddirywio. Gall hyn fod yn fendith neu'n felltith. Pan fyddwn yn rhedeg ar 'awtomatig', mae'n rhyddhau gallu'r ymennydd ar gyfer pethau eraill, ond golyga hynny na fyddwn efallai'n prosesu gweithredoedd a digwyddiadau'n iawn. Weithiau gall fod yn ddefnyddiol i ddod yn ôl â rhyw agweddau ar yr ymddygiad i hwnnw gael ei reoli'n ymwybodol, er mwyn sicrhau y gallwn ei gofio'n ddiweddarach. Y ffordd hawsaf i wneud hyn yw drwy greu sylwebaeth i chi'ch hun. Pan fydd rhywun dan bwysau ac yn teimlo dan straen, gall hynny darfu ar atgofion trefniadol. Os nad oes lefelau uchel o straen, gallai anawsterau rheolaidd a/neu gynyddol wrth gael mynediad i atgofion trefniadol fod yn arwydd o afiechyd niwrolegol. Gweler Pennod 9 am ragor o wybodaeth.

5

Cofio cofio

Ym myd sang-di-fang *Alys yng Ngwlad Hud* mae Alys yn drysu'n llwyr wrth gwrdd â'r Frenhines Wen yn y coed. Ar ôl i'r Frenhines esbonio'r rheol 'jam' (i'r rhai dibrofiad, hynny yw 'jam yfory a jam ddoe – ond byth jam heddiw') mae'n esbonio sut mae'r cof yn gweithio'r ddwy ffordd. 'Rwy'n siŵr mai dim ond un ffordd mae fy nghof i'n gweithio,' meddai Alys. 'Fedra i ddim cofio pethau cyn iddyn nhw ddigwydd.' Mae'r Frenhines yn ateb, 'Cof gwael iawn yw hwnnw sy'n gweithio tuag yn ôl yn unig.'

Er bod y sgwrs hon i fod i ddangos mor wirion yw Byd Hud y Frenhines Wen, mae Lewis Carroll yn anfwriadol yn cyffwrdd â gwireb yn y geiriau hyn. Rydym ni'n dibynnu ar ein cof yn estyn i mewn i'r dyfodol pan fydd angen i ni gofio gwneud rhywbeth. 'Darpar gof' yw enw seicolegwyr am hyn – cofio cofio. Mae tair elfen yn perthyn i ddarpar gof. Y gyntaf yw bwriad i wneud rhywbeth yn ddiweddarach: er enghraifft, 'Rhaid i fi bostio cerdyn pen-blwydd Sam.' Yr ail elfen allweddol yw oedi rhwng llunio'r bwriad a'i gyflawni mewn gwirionedd. Yn nodweddiadol caiff yr oedi hwn ei lenwi â gweithgareddau sydd heb gysylltiad â'r bwriad. Y drydedd nodwedd yw diffyg ysgogiad penodol sy'n dweud ei bod yn bryd cyflawni'r bwriad (fel cloc larwm) – dim ond angen i chi gofio cofio, ar yr adeg iawn yn y lle iawn.

Mae seicolegwyr wedi amcangyfrif bod o leiaf hanner ein hanghofrwydd yn deillio o'r darpar gof yn methu. Nid yw hyn yn fawr o syndod, o feddwl amdano. Beth bynnag yw ein statws o ran gwaith, fel arfer rydym ni'n treulio ein dyddiau'n llunio bwriadau ac yna'n eu gweithredu. Nid yw'n syndod, felly, na fyddwn ni byth yn cyflawni rhai o'r bwriadau hyn.

Gall darpar atgofion ymwneud â threfn o ddydd i ddydd, fel cymryd moddion ar adegau rheolaidd, neu â digwyddiadau unigol, fel postio llythyr neu gofio apwyntiad meddygol neu nôl peint o laeth ar eich ffordd adref.

Gall methiant y darpar gof achosi mwy na phoendod ac anghyfleustra. Bob dydd yn y Deyrnas Unedig bydd un claf o bob deg yn anghofio cadw'i apwyntiad gyda'r Gwasanaeth Iechyd Gwladol. Mae hyn yn costio miliynau o bunnau i'r wlad. Bydd gan rai o'r bobl sydd heb ddod resymau dilys dros beidio â dod; wedi'r cyfan, mae salwch a marwolaeth yn gyffredin ymhlith cleifion ysbyty. Mae cyfathrebu gwael rhwng yr ysbyty a'r cleifion hefyd wedi ei feio am gyfran helaeth o'r absenoldebau, a llythyron ysbytai'n aml yn mynd ar goll neu'n cael eu hanfon at y cleifion anghywir. Fodd bynnag, yr amcangyfrif yw bod cleifion yn colli cynifer â 50 y cant o'r holl apwyntiadau ddim ond oherwydd eu bod wedi'u hanghofio'n llwyr.

Roedd astudiaeth yn ddiweddar yn awgrymu y gallai nifer y cleifion nad ydyn nhw'n cadw apwyntiadau ysbyty ostwng tua un rhan o dair drwy ddefnyddio negeseuon testun neu atgoffa ar y ffôn. Fodd bynnag, roedd angen mwy na dim ond atgoffa syml ar y cleifion a gymerodd ran yn yr astudiaeth. Yn ddifyr iawn, gwelodd yr ymchwilwyr fod negeseuon atgoffa awtomatig (fel negeseuon testun ac e-byst) yn llai effeithiol nag oedd cael staff yr ysbyty i ffonio'r cleifion cyn yr apwyntiad a siarad â nhw'n bersonol. Roedd y negeseuon atgoffa personol yn rhoi gostyngiad o 39 y cant yn nifer y rhai oedd yn methu â dod, ond 29 y cant yn unig oedd y ffigur ar gyfer negeseuon awtomatig. Mae'n ymddangos bod rhywbeth ynglŷn â rhyngweithio personol sy'n 'codi'r' apwyntiad i fyny ar hyd rhestr y claf o flaenoriaethau pan ddaw'n fater o ddarpar gof. Gall hyn fod oherwydd bod canlyniadau peidio â chadw'r apwyntiad wedi cynyddu ar ôl i chi gael neges ffôn bersonol a dimensiwn personol wedi'i ychwanegu at yr hafaliad, gan gynhyrchu syniad posibl o siomi rhywun arall.

Bydd gwledydd gwahanol yn mynd i'r afael â'r broblem hon mewn ffyrdd gwahanol. Yng Nghanada, bydd cleifion yn cael dirwy o tua £30 os byddan nhw'n methu â chadw'u hapwyntiadau, ac yn yr Almaen ystyrir bod peidio â dod yn anghwrtais iawn ac yn waradwydd cymdeithasol. Beth bynnag fo'r dull, mae'n ymddangos y gall methiant y darpar gof, sy'n effeithio ar gynifer o bobl o ran apwyntiadau, fod yn llai cyffredin os bydd cynnydd yng nghanlyniadau tebygol y methiant. Er bod yr egwyddor hon wedi'i defnyddio i leihau methiannau'r darpar gof er mwyn ceisio newid ymddygiad grwpiau mawr o bobl, gellir ei defnyddio hefyd i leihau'r methiannau hynny mewn unigolion. Mae strategaethau sy'n seiliedig ar yr egwyddorion hyn y gallwch eu defnyddio mewn bywyd pob dydd yn cael eu trafod ar ddiwedd y bennod hon.

Rhaid i filiynau o bobl gofio cymryd eu meddyginiaeth bob dydd er mwyn eu hiechyd. Mae canlyniadau peidio â chymryd meddyginiaeth yn rheolaidd yn wahanol ar gyfer cyflyrau gwahanol, ond mewn sawl achos efallai na fydd canlyniadau anghofio dos nawr ac yn y man yn amlwg ar unwaith. Mewn astudiaeth yn Awstralia yn ddiweddar holwyd dros 4,000 o bobl oedrannus a oedd â phwysedd gwaed uchel am eu meddyginiaeth a pha mor aml fydden nhw'n ei chymryd. Doedd hi ddim yn syndod iddyn nhw weld bod pobl a oedd yn cymryd eu meddyginiaethau i gyd yn rheolaidd, ac ar yr amser penodedig, yn llai tebygol o gael trawiad ar y galon a marw na'r rheiny nad oedden nhw'n cymryd eu meddyginiaeth yn ôl y cyfarwyddyd. Fodd bynnag, gwelson nhw hefyd fod pobl a atebodd 'byddaf' i'r cwestiwn 'Fyddwch chi weithiau'n anghofio cymryd eich meddyginiaeth' lawer yn fwy tebygol o gael trawiad ar y galon na'r rheiny a ddywedodd 'na fyddaf'. Y peth nodedig ynglŷn â'r astudiaeth hon yw nad oedd yn gofyn pa mor aml roedd pobl yn anghofio cymryd eu meddyginiaeth at bwysedd gwaed, dim ond a oedden nhw'n anghofio o gwbl.

Eich bywyd yn eu dwylo

Weithiau gall canlyniadau methiant y darpar gof fod yn drychinebus. Rhaid i beilotiaid awyrennau gofio gwneud nifer o bethau cyn codi i'r awyr, i sicrhau diogelwch yr awyren a'i theithwyr. Fel arfer maen nhw'n gwneud y pethau hyn mewn trefn benodol i sicrhau nad ydyn nhw'n colli'r un o gamau'r drefn. Ac eto, gwelodd tîm o NASA fod methiant anfwriadol y criw i gwblhau cam yn y drefn a oedd yn hollol arferol, wedi chwarae rhan hollbwysig mewn 5 o'r 27 o ddamweiniau awyr mawr gan gwmnïau awyrennau'r Unol Daleithiau rhwng 1987 a 2001. Ym mhob un o'r damweiniau hyn roedd peilot profiadol tu hwnt wedi anghofio cwblhau cam hanfodol yn y drefn, cam roedd ef neu hi wedi ei gwblhau bob amser, heb anhawster na gwall, ar filoedd o deithiau awyr cyn hynny.

Roedd tîm NASA yn benderfynol o ddod i wybod pam roedd y criw heb gyflawni'r camau arferol yn y drefn. Gwelson nhw fod rhywbeth wedi tarfu ar bob un o'r peilotiaid pan oedden nhw'n cyflawni'r camau yn nhu blaen yr awyren, yn enwedig pan oedden nhw wrth y gât ymadael. Bydd criw awyrennau, criw wrth y gât ymadael, mecanyddion a rheolwyr traffig awyr yn aml yn tarfu ar y dilyniant hir o archwiliadau y mae angen i beilotiaid eu cwblhau cyn cychwyn y peiriannau. Y camgymeriad mwyaf cyffredin gan y peilotiaid oedd symud ymlaen at y dasg nesaf yn y drefn, yn hytrach na mynd yn ôl at yr hyn roedden nhw'n ei wneud ar y pryd a sicrhau ei fod wedi'i gwblhau. O ganlyniad i'r astudiaethau hyn, newidiwyd y drefn yn nhu blaen awyrennau a chyflwynwyd negeseuon atgoffa allanol (goleuadau a synau) i rybuddio'r peilotiaid nad oedd y dasg wedi'i chwblhau. Roedd rhoi cyfarwyddyd i beilotiaid am effaith tarfu arnyn nhw, a defnyddio strategaethau seicolegol i'w gwneud yn ymwybodol yn fwriadol nad oedd y dasg wedi'i chwblhau, hefyd yn effeithiol i leihau'r camgymeriadau hyn.

Heneiddio a darpar gof

Er y gallwn fynd yn ddoethach wrth fynd yn hŷn, mae'n ffaith anochel fod yna lawer agwedd ar ein gallu gwybyddol sy'n dirywio (gweler Pennod 12). Pan ddaw'n fater o ddarpar gof, mae'r gwaith ymchwil yn gymysg ynglŷn ag effaith heneiddio. Mae rhai astudiaethau wedi gweld bod darpar gof pobl hŷn lawer yn fwy tueddol o fethu na chof pobl iau, ac mae eraill wedi gweld nad oes dim gwahaniaeth o gwbl. Mae rhai seicolegwyr yn credu bod dirywiad oherwydd heneiddio mewn darpar gof hyd yn oed yn fwy na'r dirywiad oherwydd heneiddio yng nghof y gorffennol. Mae eraill wedi dadlau bod darpar gof yn eithriad i'r rheol a'i fod yn gadarn ac yn parhau'n hollol gyflawn drwy gydol cyfnod oedolyn.

Yn 2008 penderfynodd gwyddonydd o Ganada roi pen ar y dadlau gan ddefnyddio meta-ddadansoddi. Arolwg anferth yw meta-ddadansoddi sy'n crynhoi'r holl ddata o'r holl astudiaethau ar bwnc penodol ac yn cyfuno'r canlyniadau. Mae hyn yn aml yn nodi ffynonellau unrhyw anghytuno ymhlith yr ymchwilwyr. Gwelodd y meta-ddadansoddiad o ddarpar gof a heneiddio fod darpar gof yn dirywio wrth heneiddio. Roedd astudiaethau a oedd yn sôn nad oedd unrhyw ddirywio mewn darpar gof heb eu cynllunio'n iawn. Weithiau roedd y profion yn rhy hawdd, felly roedd pawb yn gallu eu gwneud, beth bynnag oedd eu hoed. Weithiau nid oedd y profion mewn gwirionedd yn brofion darpar gof, oherwydd byddai'r bobl yn cael awgrymiadau ac ysgogiadau i gyflawni eu bwriadau blaenorol. Er enghraifft, gellid dweud wrthyn nhw am ofyn i'r arbrofwr am gwpanaid o de pan fydden nhw'n clywed sŵn cloch, yn hytrach nag ar amser penodol. Awgrymai'r meta-ddadansoddiad nad oedd gwahaniaethau mawr o ran oed yn y gallu i gyflawni tasgau darpar gof wrth ymateb i ysgogiadau (fel clychau a larymau, ac ati). Serch hynny, roedd pobl hŷn lawer iawn yn waeth mewn tasgau bywyd go iawn nad oedden nhw'n darparu ysgogiadau neu negeseuon atgoffa – fel cofio mynd i nôl rhywbeth o'r archfarchnad ar y ffordd adref. Yn ffodus, nid ydym yn colli'r gallu i ymateb i ysgogiadau, awgrymiadau ac ysgogiadau'r cof. Felly, gallwn ddefnyddio hyn i helpu i ddatblygu strategaethau effeithiol i drechu'r dirywiad naturiol oherwydd heneiddio yn y gallu i ddod yn ymwybodol heb ysgogiad o'n bwriadau blaenorol ar yr adeg iawn ac yn y lle iawn.

Strategaethau i gofio cofio

Mae nifer o strategaethau wedi'u dyfeisio i geisio lleihau effaith y cof trefniadol yn methu. Er bod rhai wedi'u datblygu i ymateb i broblemau penodol iawn (fel anghofrwydd peilotiaid), mae'r egwyddorion sy'n sail iddyn nhw yn gymwys i bob un ohonom ni a gellir eu haddasu i'n helpu gyda phroblemau cofio pob dydd.

Cynyddu'r hyn sydd yn y fantol

Po fwyaf pwysig yw rhywbeth, lleiaf tebygol ydym ni o'i anghofio. Os bydd eich merch yn priodi ddydd Sadwrn nesaf, mae'n annhebygol y byddwch yn anghofio mynd i'r briodas – byddai canlyniadau gwneud hynny'n anferth. Ni ellir dweud yr un peth am anghofio prawf llygaid rheolaidd sydd wedi'i drefnu ar gyfer dydd Mawrth nesaf. Un ffordd o gynyddu'r tebygolrwydd y byddwch yn cofio cofio yw cynyddu pwysigrwydd y digwyddiad, a'r canlyniadau os byddwch chi'n anghofio. Cymerwch apwyntiad ysbyty, er enghraifft. Os byddwch yn meddwl am fethu â mynd fel dim mwy nag anghyfleustra i chi'ch hun, bydd canlyniadau anghofio'r apwyntiad yn llai na phetaech chi'n ystyried y goblygiadau ehangach i'r meddyg sy'n eich disgwyl, a'r cleifion a allai fod wedi cael sylw yn eich lle. Drwy gynyddu perygl a chanlyniadau posibl anghofio, gallwch gynyddu'r tebygolrwydd y byddwch yn cofio cofio.

Dychmygu

Gall dychmygu hefyd gael effaith sylweddol ar gofio cofio. Gall dychmygu gweithred, ynghyd â datganiad clir o'ch bwriad, ei gwneud lawer yn fwy tebygol y byddwch yn cofio gwneud rhywbeth yn ddiweddarach. Felly, os byddwch am gofio aros ar y ffordd adref i brynu llaeth, gallech eich dychmygu'ch hun yn gyrru tuag at y siop gornel ac yn aros y tu allan. Wrth i chi ddychmygu hyn, gallwch ddweud yn uchel, 'Pan fydda i'n mynd heibio'r dafarn, byddaf yn cofio troi i'r chwith i nôl llaeth o'r siop fach.' Mae astudiaethau wedi dangos bod y dull cyfunol hwn o ddychmygu a mynegi bwriadau'n uchel yn arbennig o effeithiol i helpu pobl hŷn i gofio'u cynlluniau a'u cyflawni.

Effaith tarfu

Mae'r astudiaethau o gamgymeriadau peilotiaid yn dangos yn union mor bwysig all tarfu fod wrth fwrw ein bwriadau oddi ar y cledrau. Gall unrhyw fath o dynnu sylw neu darfu ymyrryd â'r hyn rydym ni'n ei wneud, ac arwain at gamgymeriadau a gwallau. Gall dim ond bod yn ymwybodol o hyn helpu. Pryd bynnag y bydd rhywbeth yn tarfu arnoch, trïwch gydnabod hyn. Mae cydnabod yn feddyliol, 'Mae hyn wedi tarfu arnaf' a gofyn i chi'ch hun, 'Beth oeddwn i'n ei wneud?' a 'Ble oeddwn i wedi cyrraedd?' yn gallu sicrhau eich bod yn dychwelyd i'r man cywir mewn dilyniant o weithrediadau, a gall ddod â'ch bwriadau cychwynnol yn ôl i flaen eich meddwl.

Dulliau ysgogi ac atgoffa

Mae'n debyg mai'r ffordd fwyaf effeithiol o leihau'r tebygolrwydd y byddwch yn anghofio cofio yw sicrhau bod gennych ddigon o ddulliau ysgogi ac atgoffa ar hyd y ffordd. Mae rhestri traddodiadol o bethau i'w gwneud yn un o'r ffyrdd mwyaf effeithiol o gynnal darpar gof. Yn ein hoes ddigidol ni, mae sawl ap ar gyfer ffonau clyfar hefyd wedi eu datblygu sy'n gallu cael eu rhaglennu â synau neu hyd yn oed orchmynion llafar yn eich llais eich hun, a'r rheiny wedi'u gosod i weithio ar adegau penodol i'ch atgoffa o'r hyn y bydd angen i chi ei wneud (neu y dylech ei wneud). Er bod y systemau'n gallu bod yn gymhleth i'w paratoi, pan fyddan nhw wedi'u trefnu ac yn gweithio gall yr ysgogiadau electronig hyn fod yn effeithiol dros ben. Gallwch grynhoi holl dasgau darpar gof i ddim ond un weithred – cofio mynd â'r ffôn gyda chi. Mae rhai ysgogiadau cofio yn rhai gweledol. Blychau plastig wedi'u rhannu'n adrannau unigol ar gyfer bore, prynhawn a nos am bob dydd o'r wythnos yw waledi cyffuriau neu flychau tabledi. Ar amser penodol bob wythnos (nos Sul fel arfer) gallwch roi eich holl feddyginiaethau am yr wythnos yn yr adran gywir. Wedyn mae'n hawdd gwneud yn siŵr bob dydd a ydych wedi cymryd eich meddyginiaeth neu beidio.

Crynodeb

Mae darpar gof yn cyfeirio at ein gallu i ddod yn ymwybodol o gynllun wedi ei lunio ymlaen llaw ar yr amser iawn ac yn y lle iawn. Gall canlyniadau'r methiannau hyn i gofio amrywio o niwsans bach i golli bywyd yn drychinebus. Mae ein gallu i gofio cofio yn dirywio wrth heneiddio, ond yn ffodus gall perfformiad pobl hŷn ddod yn debyg i berfformiad pobl iau os ydyn nhw'n cael ysgogiadau i brocio'u cof. Yn yr oes ddigidol hon ni fu erioed yn haws integreiddio'r ysgogiadau hyn yn ein bywydau. Os nad oes pensil a phapur a phob math o drugareddau digidol ar gael, mae yna nifer o strategaethau seicolegol i chi eu defnyddio sydd wedi'u profi ac sy'n lleihau problemau posibl gyda'r darpar gof mewn bywyd pob dydd. Mae hyn yn cynnwys cynyddu'r hyn sydd yn y fantol, dychmygu a chydnabod effaith tarfu ar fwriadau.

6

Pan ddaw'r cyfan yn ôl i chi ...

Mae'r penodau blaenorol wedi disgrifio rhai o'r ffyrdd y gallwch wneud y mwyaf o'ch siawns o wreiddio rhywbeth yn eich cof. Er bod nifer o gwynion am y cof mewn gwirionedd yn deillio o'r ffaith na chafodd gwybodaeth ei phrosesu'n iawn yn y lle cyntaf, gall anawsterau'r cof ddigwydd hefyd pan fyddwch chi'n ceisio adalw gwybodaeth o'ch storfa cyfnod hir, a'ch mynediad iddi fel pe bai wedi'i rwystro. Mae'r wybodaeth hon wedi'i phrosesu'n iawn ac yn aml rydych chi'n *gwybod* ei bod yno. Hwyrach y gallwch gofio pob mathau o fanylion ymylol, ond mae'r prif bwyntiau rydych am eu cofio yn dal i ddianc. Mae rhai pobl wedi dweud bod y profiad fel edrych drwy ffenestr siop wedi'i malu. Rydych chi'n gwybod mai hon ydy'r siop gywir, a gallwch weld ychydig o'r hyn rydych am ei weld drwy'r bylchau a'r tyllau yn ffrâm y ffenestr, ond mae'r darlun cyfan yn dal i fod yn aneglur. Gall anawsterau wrth adalw gwybodaeth rydych yn gwybod ei bod yn wybyddus i chi fod yn anghredadwy o rwystredig. Mae'r bennod hon yn edrych ar rai o'r rhesymau pam mae'r rhwystrau hyn yn digwydd pan geisiwn adalw gwybodaeth o'n storfa cyfnod hir, ac mae'n trafod rhai strategaethau sy'n gallu hwyluso adalw.

Beth sy'n achosi rhwystro?

Fel y trafodwyd yn y penodau blaenorol, proses ddynamig yw cofio, sy'n agored i bob math o ymyrryd. Waeth faint y mae'n ymddangos i'r gwrthwyneb, nid yw'r cof yn debyg i recordiad fideo o'n profiad. Mae gan bawb duedd i anghofio ffeithiau gydag amser, hyd yn oed pethau roeddem yn eu gwybod yn dda ar un adeg. Mae'r cof dynol yn gweithio braidd fel amgueddfa. Os nad yw eitem yn ddiddorol iawn ac os nad oes neb byth yn edrych arni, gall gael ei symud i ystafell gefn neu ei storio, lle bydd efallai'n pylu ac yn dechrau pydru. Yn y diwedd gall gael ei thaflu allan i wneud lle i eitemau mwy diddorol. Mae seicolegwyr yn credu mai hyn sy'n digwydd i hen atgofion sy'n cael eu hadalw neu eu cofio'n anaml iawn. Mae hyn yn llesol gan ei fod yn clirio lle ar gyfer atgofion mwy defnyddiol. Weithiau rydym ni'n methu ag adalw gwybodaeth o'n storfa gofio cyfnod hir am mai dim ond darnau ohoni sydd ar ôl, neu am nad yw yno ddim mwy.

Wrth i ni adalw un atgof, yn aml bydd atgof tebyg arall yn dod i'r meddwl ac yn 'rhwystro' mynediad i'r peth rydym am ei adalw mewn gwirionedd. Mae hyn yn mynd yn fwy cyffredin wrth i bobl heneiddio, yn rhannol oherwydd y gall atgofion bywyd gael nodweddion tebyg a dechrau 'gorgyffwrdd'. Weithiau gall hyn wneud i atgofion 'gyfuno', a gall nodweddion o un atgof gael eu hymgorffori mewn un arall. Gall yr hyn sy'n rhoi hwb i un atgof fod yn debyg iawn i un arall: yr un lle, yr un bobl, yr un adeg o'r flwyddyn, ac ati. Yn y sefyllfaoedd hyn gall un atgof ddod i flaen y meddwl pan fyddwch yn ceisio cofio rhywbeth arall a'r atgof clir hwn yn 'rhwystro' mynediad i rai eraill sy'n debyg. Mae gwaith ymchwil wedi awgrymu bod atgofion sy'n cael eu 'rhwystro' yn cael eu hadalw'n gywir ymhen tua munud ar ôl ceisio'u cofio. Mae'r broses hon yn gyflymach os bydd rhywun yn ceisio adalw mewn amgylchedd llonydd a thawel. Efallai na fydd yn digwydd am oriau (neu ddiwrnodau hyd yn oed) os byddwch yn ceisio adalw rhywbeth mewn amgylchedd prysur, stwrllyd ac yn teimlo dan bwysau mawr.

Gwella mynediad

Er ein bod yn dueddol o ail-fyw ein hatgofion ar lafar, yn bennaf drwy siarad amdanyn nhw, bydd llawer iawn o wybodaeth y synhwyrau hefyd yn cael ei hamgodio a'i chysylltu wrth ein hatgofion o ddigwyddiadau'r gorffennol, gan gynnwys arogleuon, blas a synau. Gall bod yn agored i'r ysgogiadau hyn eto, hyd yn oed ar ôl amser maith, gychwyn 'atgofion anfwriadol' yn aml. 'Brasluniau' cryf o ddigwyddiadau'r gorffennol sy'n llifo i mewn i'r ymwybod yn sydyn yw atgofion anfwriadol, o unman, yn ôl pob golwg. Er y gallan nhw ymddangos heb gyswllt o gwbl â ble rydych chi neu beth rydych chi'n ei wneud ar y pryd, gall yr atgofion hyn gael eu hysgogi gan arogleuon a blas o'r gorffennol sydd wedi eu hen anghofio, neu gan gysylltiadau â'ch sefyllfa bresennol a all fod yn yr isymwybod.

Teisen madeleine Proust

Profiad Marcel Proust, yr awdur Ffrangeg, gyda theisen *madeleine* yw'r adroddiad llenyddol mwyaf enwog o atgof anfwriadol. Wrth iddo gael cwpanaid o de a theisen *madeleine* pan oedd yn oedolyn, yn sydyn aeth ei feddwl yn ôl i'w blentyndod gydag atgof byw iawn o'i fore Sul yn nhŷ ei fodryb. Dyma a ddywed yn *Ar Drywydd yr Amser Coll*:

> Yr eiliad y cymysgodd yr hylif cynnes a'r briwsion a chyrraedd fy ngwefusau, aeth ias i lawr fy asgwrn cefn a sefais yn yr unfan, yn canolbwyntio'n llwyr ar y peth rhyfeddol oedd yn digwydd i mi. Roedd pleser angerddol wedi cyrraedd fy synhwyrau, heb ddim awgrym o'i darddiad ... roedd cariad yn fy llenwi â rhyw naws gwerthfawr ... O ble y daeth? Beth oedd ei ystyr? Sut medrwn i ei dderbyn a'i ddeall? ... Ac yn sydyn daeth yr atgof yn amlwg. Y blas oedd blas y darn bach o deisen *madeleine* ar fore Sul yn Combray ... y byddai fy modryb Léonie yn arfer ei roi i mi pan awn i ddweud bore da wrthi yn ei hystafell wely, ar ôl ei drochi'n gyntaf yn ei chwpanaid hi o de neu *tisane*. Roedd gweld y deisen fach heb ddod â dim byd i fy meddwl nes i mi ei blasu.

Er bod ysgogiadau synhwyraidd yn ysgogiadau cryf ar gyfer atgofion anfwriadol, gellir eu defnyddio hefyd i wella mynediad i atgofion rydych am eu hadalw'n fwriadol. Mae'n haws adalw atgof pan fyddwch yn yr un cyflwr seicolegol â phan gafodd yr atgof ei amgodio. Bydd bod yn yr un lle, yn arogli'r un arogleuon ac yn blasu'r un bwyd i gyd yn helpu i adalw atgofion. Wrth gwrs, nid yw hi bob amser yn bosibl ail-greu'r olygfa yn gorfforol, ond bydd ail-greu'n feddyliol gynifer o elfennau ag y gallwch eu cofio yn eich helpu i adalw. Gellir defnyddio'r ffenomen hon er lles myfyrwyr mewn arholiad. Hwyrach na fydd yn bosibl adolygu'ch gwaith yn yr un lle ag y byddwch yn sefyll yr arholiad, ond gall fod yn bosibl paru persawr arbennig â'r gwaith adolygu a'r arholiad a chnoi'r un gwm, neu sugno'r un melysion, yn y ddwy sefyllfa. Mae pob dim yn helpu pan ddaw'n fater o gymell atgofion o'r storfa cyfnod hir.

Weithiau bydd atgofion mor glwm wrth y cyflwr seicolegol a ffisegol yr oedd y person ynddo pan gawson nhw eu ffurfio, mae'n amhosibl mynd atyn nhw nes bod yr unigolyn yn y cyflwr hwnnw eto. Yr enghraifft fwyaf cyffredin yw atgofion sydd wedi'u creu dan ddylanwad alcohol neu gyffuriau. Bydd pobl yn aml yn methu'n lân â chofio digwyddiadau pan fyddan nhw'n feddw. Fodd bynnag, os byddan nhw mewn cyflwr tebyg eto, ac yn yr un lle, gall rhai atgofion 'ddod yn ôl' fel pe baen nhw wedi eu datgloi.

Stori llymeitiwr

Yn 1835 soniodd y Dr John Elliotson am achos un o'i gleifion a oedd yn gweithio mewn warws. Pan oedd yn sobr ni allai gofio dim o'r hyn roedd wedi'i wneud pan oedd yn feddw, ac i'r gwrthwyneb. Ar un achlysur collodd barsel gwerthfawr pan oedd yn feddw. Pan oedd yn sobr ni allai gofio gweld y parsel erioed. Fodd bynnag, pan oedd wedi meddwi nesaf, cofiodd ei fod wedi mynd â'r parsel i'r cyfeiriad anghywir a llwyddodd i'w gael yn ôl. Daeth y Dr Elliotson i'r casgliad fod 'gan y dyn ddau enaid, y naill ar gyfer ei gyflwr sobr a'r llall pan oedd yn feddw'.

Anawsterau cael hyd i eiriau

Gall anawsterau cael hyd i eiriau fod yn un o'r 'rhwystrau' mwyaf rhwystredig o'r cyfan. Bydd anawsterau cael hyd i eiriau yn digwydd pan ydych yn *gwybod* pa air sydd eisiau arnoch ond eich bod yn methu'n lân â'i adalw. Enw actor neu deitl ffilm fyddwch wedi'i gweld, efallai. Mae'n aml yn bosibl adalw pob math o fanylion eraill, a gall pobl wybod hyd yn oed pa lythyren sydd ar ddechrau'r gair anodd, ond bydd yr union enw'n dal allan o gyrraedd. Weithiau gall anawsterau cael hyd i eiriau ddigwydd gyda geiriau cyffredin mewn sgwrs gyffredinol. Fel yn achos pethau eraill sy'n rhwystro'r cof, bydd anawsterau cael hyd i eiriau yn cynyddu wrth heneiddio. Bydd y gair cywir bob amser yn cael ei gofio ar unwaith os bydd rhywun arall yn ei ddweud neu pan ddaw'n ôl maes o law.

Mae yna nifer o strategaethau sy'n gallu helpu gydag anawsterau cael hyd i eiriau. Mae yna ddau fath o ysgogiad cofio a allai helpu i 'ryddhau' y gair anodd ei gofio: defnyddio cliwiau sy'n ymwneud â sain y gair a chliwiau sy'n ymwneud â'i ystyr. Mae gwybod beth yw llythyren gyntaf y gair a sawl sill sydd ynddo yn gallu helpu i'w adalw. Weithiau mae'r sain gychwynnol ar gael, weithiau bydd angen rhedeg drwy'r wyddor yn y meddwl i ddod o hyd i'r llythyren gywir. Strategaeth arall yw meddwl am eiriau a allai odli â'r gair sydd ar goll. Gall cliwiau sy'n ymwneud â chategori neu gefndir y gair hefyd helpu i'w ddatgloi. Er enghraifft, os byddwch yn ceisio cofio enw actor mewn ffilm benodol, gallwch geisio meddwl am rai o'r ffilmiau eraill mae wedi bod ynddyn nhw a phwy oedd ei gyd-actorion. Yn yr un ffordd ag y mae rhedeg at ffos cyn neidio drosti yn fwy effeithiol na neidio o fod yn sefyll yn stond, weithiau mae nesáu ar lafar at air hefyd yn gallu helpu i'w ryddhau. Gallwch wneud hyn drwy ffurfio brawddeg â'r gair anodd ar y diwedd. Er enghraifft, os ydych chi'n ceisio cofio enw'r actores yn Casablanca, gallech ddweud wrthych eich hun, 'Humphrey Bogart oedd Rick yn Casablanca a'r actores a oedd yn chwarae rhan Ilsa oedd ...' Drwy ddefnyddio cliwiau categori gallech lunio rhestr o eitemau yn eich meddwl o'r un math; yn yr achos hwn gallai fod yn rhestr o actoresau enwog o'r 1940au neu ffilmiau eraill iddi actio ynddyn nhw.

Mewn sgwrs am hyn a'r llall gall pobl eraill yn aml roi'r gair rydych chi'n chwilio amdano. Fodd bynnag, mewn sefyllfaoedd mwy ffurfiol gall anawsterau cael hyd i eiriau achosi lletchwithdod. Os ydych yn pryderu am anawsterau cael hyd i eiriau mewn cyflwyniad ffurfiol, mae'n aml yn ddefnyddiol ysgrifennu'r enwau a'r ymadroddion allweddol y byddwch yn eu defnyddio a'u cadw o fewn golwg ar gerdyn bach yn ystod eich araith. Yn aml, bydd y broses o ysgrifennu'r geiriau hyn i lawr ymlaen llaw yn ddigon i sicrhau eu bod yn dal o fewn cyrraedd pan fydd angen i chi eu defnyddio, ac ni fydd angen y cerdyn mewn gwirionedd. Fodd bynnag, os bydd hwn gyda chi wrth law, bydd yn lleihau eich gorbryder a'r tebygolrwydd y bydd anawsterau gyda chael hyd i eirau yn codi. Mewn sefyllfaoedd cymdeithasol ffurfiol, efallai mai ymadroddion cwmpasog fydd yr unig ffordd i ddatrys rhwystr penodol wrth i chi fethu meddwl am air. Nifer o eiriau am air neu ddywediad cryno a chyffredin yw ymadrodd cwmpasog. Yn ffodus, bydd sgyrsiau cymdeithasol yn cynnwys nifer o enghreifftiau o hyn – mae geiriau diangen yn rhan hanfodol o sgyrsiau llyfn – ac felly gall ambell esboniad geiriol beidio â chael llawer o sylw. Yn wir, gall pobl eraill ddarparu'r gair anodd heb erioed sylweddoli eich bod chi'n methu â'i gofio. Er bod anawsterau cael hyd i eiriau nawr ac yn y man yn gyffredin iawn ac nad oes angen pryderu amdanyn nhw, gall methu â dod o hyd i'r geiriau am bethau cyffredin pob dydd, neu anawsterau wrth ddod o hyd i eiriau sy'n ymyrryd yn sylweddol â gallu unigolyn i gynnal sgwrs pob dydd, fod yn arwydd o rywbeth sy'n achosi mwy o bryder: gweler Pennod 14.

Crynodeb

Po ddyfnaf fydd gwybodaeth wedi'i hamgodio a pho amlaf y byddwch chi'n ei hadalw, hawsaf yn y byd yw hi i'w hadalw. Mae'n haws cofio pethau rydych chi wedi cael profiad ohonyn nhw na phethau mae rhywun wedi dweud wrthych chi amdanyn nhw. Bydd rhoi eich hun yn yr un cyflwr seicolegol a ffisiolegol â phan gafodd y wybodaeth ei hamgodio yn eich helpu i'w hadalw'n ddiweddarach. Gall golygfeydd, synau, blas ac aroglau i gyd fod yn ysgogiadau cryf i gofio, a chyflyrau emosiynol hefyd. Weithiau, er hynny, bydd yr ysgogiadau hyn yn gyffredin i nifer o ddigwyddiadau, a gall atgofion tebyg rwystro'r digwyddiad penodol rydych yn ceisio'i adalw. Anaml y bydd ceisio 'gorfodi' atgof i ddod i'r ymwybod yn gweithio. Fodd bynnag, mae meddwl o gwmpas y digwyddiadau a gofyn cwestiynau fel 'A oedd hi'n gynnes neu'n oer? Beth oeddech chi'n ei wisgo? Beth gawsoch chi i'w fwyta?' – unrhyw beth sy'n gosod y digwyddiad mewn cyd-destun personol ehangach – yn gallu helpu i ddatgloi atgofion sy'n anodd eu hadalw. Gellir defnyddio'r ysgogiadau synhwyraidd hyn hefyd i wneud y mwyaf o'r siawns o adalw pan gaiff eich cof ei brocio ar amser penodol ac mewn lle penodol yn y dyfodol, fel mewn arholiadau. Gall anawsterau cael hyd i eiriau fod yn 'rhwystrau' sy'n achosi'r rhwystredigaeth fwyaf pan ddaw'n fater o adalw rhywbeth o'r storfa cyfnod hir a chithau'n gwybod bod y wybodaeth yno. Yn ffodus, mae yna nifer o strategaethau sy'n gallu lleihau niwsans yr anawsterau hyn mewn bywyd pob dydd.

Rhan 2

SUT MAE RHYWBETH YN MYND O'I LE AR Y COF

7

Gorbryder, straen ac iselder

Mae hi bron yn amhosibl gorbwysleisio effaith gorbryder, straen ac iselder ar sut mae eich cof yn gweithio. Rhyngddyn nhw mae'r tri chyflwr hyn yn gyfrifol am y mwyafrif helaeth o broblemau cofio difrifol mewn unigolion sydd fel arall yn iach. Maen nhw hefyd yn gwaethygu problemau cofio mewn pobl sydd â chyflyrau niwrolegol. Os yw eich cwynion am eich cof yn deillio o gyflwr meddygol, meddyginiaeth, hormonau'n newid neu o unrhyw achos arall, bydd rheoli lefelau straen a gorbryder yn eich bywyd a mynd i'r afael ag unrhyw iselder yn cael effaith lesol ar sut mae eich cof yn gweithio. Mae'r bennod hon yn esbonio sut mae pob un o'r tri chyflwr hwn yn ymyrryd â'r ffordd mae'r cof yn gweithio, ac mae'n disgrifio rhai o'r ffyrdd y gallwch efallai leihau'r effaith.

Straen a'r cof

Mae straen yn wahanol i orbryder ac iselder. Mae straen yn cyfeirio at unrhyw beth sy'n rhoi system dan bwysau ac yn tarfu ar ei chydbwysedd naturiol. Yn achos y corff dynol, gall y straen hon fod ar sawl ffurf. Gall y ffynhonnell fod yn allanol, yn ffisegol, fel gormod o sŵn, golau neu lygredd. Gall y corff dynol hefyd fod o dan straen ar lefel ffisiolegol oherwydd maeth gwael, gordewdra, salwch neu gyffuriau. Mae'n debyg mai'r math mwyaf cyfarwydd o straen y down ar ei draws o ddydd i ddydd yw'r math seicolegol. Mae'r mathau hyn o straen yn aml yn cyfuno. I nifer o bobl bydd eu gweithle'n achosi straen a byddan nhw wedi ymlâdd ar ôl diwrnod o waith. Mae golau cras, cydweithwyr anodd a gorfod ateb amserlenni anodd heb gyfle i gael cinio i gyd yn golygu y bydd amrywiaeth helaeth o ffactorau sy'n achosi straen wedi effeithio ar y corff erbyn diwedd y diwrnod gwaith. Gall gwybod y bydd y cyfan yn dechrau eto ymhen ychydig oriau ychwanegu at y baich. A gall digwyddiadau mewn bywyd nad oes gennym reolaeth drostyn nhw hefyd achosi lefelau uchel iawn o straen, er enghraifft, salwch a marwolaeth pobl sy'n annwyl i ni, perthynas yn methu a diweithdra, heb sôn am fyw gyda rhywun yn ei arddegau.

Mae'r teimlad anghyffyrddus a gawn pan fyddwn dan straen yn rhan o ymateb y corff i ofn bygythiad neu berygl. Cyn gynted ag y byddwn yn ymwybodol o fygythiad, neu ddim ond y posibilrwydd mwy o berygl weithiau, bydd ein cyrff yn ymateb drwy ryddhau hormonau fel cortisol ac adrenalin, i'n paratoi i ymateb. Mae'r cemegion hyn yn ein gwneud yn fwy effro ac yn paratoi ein cyhyrau yn ffisegol er mwyn i ni fod yn barod i naill ai ymladd neu ffoi yn gyflym. Yr enw ar hyn yw ymateb ymladd neu ffoi.

Ymhell yn ôl yn hanes ein hesblygiad mae'n debygol bod bron yr holl fygythiadau i ni yn fygythiadau i'n bywyd. Fodd bynnag, bydd yr un system ar waith heddiw pan fydd eich pennaeth yn gweiddi arnoch, neu pan gaiff y bws ei ddal gan draffig a chithau'n hwyr ar gyfer apwyntiad. Mae'r corff yn dal i ryddhau hormonau sy'n ein paratoi i redeg i ffwrdd neu i ymladd, ond nid yw'r naill sefyllfa na'r llall yn gofyn am ymateb corfforol. Mae hyn yn gadael y corff mewn cyflwr anghytbwys ac anghyffyrddus. Os na fydd y lefelau uwch o adrenalin a chemegion eraill mae'r corff yn eu cynhyrchu i ymateb i fygythiad tybiedig yn cael eu defnyddio i danio ymateb corfforol, gall y lefelau uchel hyn o hormonau sy'n rhedeg o gwmpas y corff ddechrau achosi niwed corfforol. Bydd y mwyafrif o bobl yn ymwybodol bod lefelau cyson uchel o straen yn chwarae rhan arwyddocaol yn natblygiad clefyd y galon. Erbyn hyn mae gwyddonwyr wedi darganfod bod lefelau uchel o gortisol, hormon allweddol mae'r corff yn ei ryddhau pan fydd dan straen, hefyd yn gallu effeithio ar yr ymennydd.

Cyflwr niwroseiciatrig yw anhwylder straen wedi trawma (PTSD: *post-traumatic stress disorder*) sy'n effeithio ar bobl sydd wedi bod drwy brofiad trawmatig iawn. Gallan nhw ddioddef ôl-fflachiadau byw i'r digwyddiad am flynyddoedd lawer wedyn. Bydd ganddyn nhw hefyd lefelau uwch o gortisol yn eu gwaed, fisoedd ac weithiau flynyddoedd ar ôl y digwyddiad. Mae hyn fel pe bai'r corff wedi methu â mynd yn ôl i'w lefelau normal, ac yn cadw'r unigolyn mewn cyflwr cyson o fod yn barod i wynebu perygl. Mae astudiaethau MRI wedi dangos bod y lefelau uchel hyn o gortisol, ymhen amser, yn dechrau niweidio rhannau o'r ymennydd, yn arbennig yr hipocampi, sef adeiladwaith yr ymennydd sy'n hanfodol wrth ffurfio atgofion newydd.

Atgofion fflach: ble oeddech chi pan ...?
Mecanwaith cofio biolegol arbennig sy'n ffurfio atgofion fflach, yn wahanol i brosesau cofio arferol. Dim ond digwyddiadau eithriadol sy'n ysgogi'r mecanwaith. Mae syndod mawr yn aml hefyd yn nodwedd allweddol. Mae atgofion fflach personol fel arfer yn ymwneud â genedigaethau, marwolaethau a damweiniau. Mae nifer o ddigwyddiadau wedi bod yn gyfrifol am atgofion fflach ar y cyd, gan gynnwys llofruddiaeth John F. Kennedy, marwolaeth Diana, Tywysoges Cymru, a'r ymosodiadau gan derfysgwyr ar 11 Medi 2001 yn UDA. Mae atgofion fflach yn rymus iawn ac yn anodd iawn eu hanghofio. Y manylyn mwyaf arhosol mewn atgof fflach yw ble'r oeddech chi pan ddigwyddodd rhywbeth. Er bod eglurder a manylion atgofion fflach mewn pobl sydd â chlefyd Alzheimer yn pylu maes o law, cofio ble'r oedden nhw pan ffurfiwyd yr atgof fflach fel arfer yw'r peth olaf i ddiflannu.

Er bod straen gronig yn cael effaith negyddol ar sut mae'r cof yn gweithio, mae straen acíwt fel pe bai'n cael effaith hollol groes. Mae amryw astudiaethau wedi dangos, pan fydd pobl dan lawer iawn o straen, eu bod yn dysgu gwybodaeth newydd ac yn ei throsglwyddo i'w storfa cyfnod hir yn well, yn enwedig os oes elfen emosiynol yn y wybodaeth. Dyna pam mae pobl yn aml yn gallu rhoi adroddiadau manwl am ddigwyddiadau anodd iawn; er enghraifft, os byddan nhw'n dyst i ddamwain neu'n cael eu dal mewn trychineb. Bydd llawer yn dweud ei bod fel pe bai'r peth wedi digwydd yn araf iawn, mor fyw oedd y manylion yr oedden nhw'n gallu eu hadalw'n ddiweddarach. Weithiau gelwir hyn yn 'atgof fflach' – fel pe bai'r atgof wedi ei ddal ar gamera, mae mor glir.

Nid yw'n syndod bod yna anfantais pan fydd yr ymennydd yn defnyddio'r holl adnoddau sydd ar gael iddo i atgyfnerthu atgofion newydd pan fyddwch dan straen. Mae'r rhan o system y cof sy'n adalw yn mynd lawer yn llai effeithlon. Bydd hi lawer yn anoddach adalw rhywbeth rydych eisoes yn ei wybod pan fyddwch dan bwysau na phan nad ydych dan bwysau. Bydd hyn yn gyfarwydd i unrhyw un sydd wedi cael pwl gwael o 'nerfau arholiad'.

Hyd yn oed pe bai'n bosibl, ni ddylem ddileu straen yn llwyr o'n bywydau. Ar y lefel iawn, gall hormonau straen achosi i ni deimlo'n llawn cyffro, yn orfoleddus hyd yn oed. Dyna pam mae plant ifanc yn methu â bod yn llonydd pan fyddan nhw'n llawn cyffro. Mae eu cyrff yn ymateb yn gorfforol i'r egni ychwanegol mae'r hormonau straen yn ei ryddhau. Fel oedolion rydym ni'n dysgu ffrwyno'r ymateb corfforol naturiol hwn. Mae'r Nadolig, gwyliau a phriodasau i gyd yn gysylltiedig â chynnydd mewn hormonau straen, ond fel arfer byddwn yn profi'r newidiadau hyn yn ein cyrff i ymateb i ddigwyddiadau felly fel cyffro wrth edrych ymlaen (y rhan fwyaf o'r amser, beth bynnag – er ei bod yn hawdd o hyd i'r teimladau o gyffro droi'n banig cynyddol, hyd yn oed ar yr adegau hapus hyn). Yr allwedd i reoli straen yw cael y cydbwysedd yn iawn.

Rheoli straen

Gallwch wneud llawer i leihau'r straen gorfforol. Mae byw'n iach ynghyd â deiet cytbwys, da wedi dod yn fantra'r cyfnod modern i'n helpu i osgoi canser a chlefyd y galon. Y gwir yw bod corff iach yn fanteisiol ar gyfer pob ymdrech ddynol. Mae ymchwilwyr yn Sweden yn ddiweddar wedi gweld bod pobl sy'n rhy dew yn eu canol oed yn cynyddu eu perygl o gael clefyd Alzheimer 70 y cant, o'u cymharu â'r rheiny sydd ag Indecs Màs y Corff (BMI) iach. Eich ymateb i rywbeth sy'n peri straen sy'n penderfynu a fydd hynny'n eich rhoi dan straen neu beidio. Rydym i gyd yn wahanol iawn o ran yr hyn sy'n ein rhoi dan straen o ddydd i ddydd. Bydd rhai pobl yn gallu anwybyddu mân ddadleuon tra bydd eraill yn gadael i'r loes grynhoi am ddiwrnodau. Gall rhai pobl fod mewn breuddwyd bob cam drwy res araf o bobl tra bydd eraill yn mynd yn fwyfwy dig bob munud. Mae'r gwahaniaethau unigol hyn yn y ffyrdd rydym yn ymateb i'r sefyllfaoedd hyn sy'n gallu achosi straen yn deillio o gyfuniad unigryw o'n natur enetig, ein personoliaeth a phethau rydym ni wedi'u dysgu ar hyd y ffordd. Bydd dysgu rheoli straen yn effeithiol, felly, yn broses unigol iawn. Y cam cyntaf yw sylweddoli mai eich ymateb i ddigwyddiad sy'n achosi straen, *nid* y digwyddiad ei hun. Gall fod yn anodd dod o hyd i ffyrdd newydd i ymateb i ddigwyddiadau rydych yn naturiol yn ystyried eu bod yn achosi straen. Weithiau mae'n golygu dad-wneud oes o ddysgu. Mae nifer o lyfrau ar reoli straen ar gael i chi eich helpu'ch hun, ac mae rhai'n well na'i gilydd. Mae myfyrio, technegau ymlacio a dysgu dod at sefyllfaoedd a meddwl amdanyn nhw mewn ffordd wahanol i gyd yn gallu bod yn ffyrdd effeithiol o reoli straen. Bydd dod o hyd i ddull yr ydych chi'n credu ynddo ac sy'n gyffyrddus i chi yn gwneud llawer i leihau'r straen yn eich bywyd yn gyffredinol. Bydd hefyd yn helpu i wneud y gorau o effeithiau llesol straen ar sut mae'r cof yn gweithio, ac yn lleihau'r effeithiau andwyol arno.

Gorbryder a'r cof

Mae gorbryder a straen yn agos iawn i'w gilydd. Mae straen yn dod o'ch ymateb i rywbeth sy'n eich gwneud yn rhwystredig, ond mae gorbryder yn deimlad o anniddigrwydd ac ofn sy'n digwydd heb ysgogiad amlwg, uniongyrchol. Bydd gorbryder cronig yn aml yn deillio o fod yn agored dro ar ôl tro i nifer o bethau sy'n achosi straen. Un rheol syml ar gyfer gwahaniaethu rhwng straen a gorbryder yw edrych ar drefn meddyliau o ran teimladau. Mewn gorbryder bydd y teimladau annymunol yn aml yn digwydd cyn y meddyliau sy'n mynd gyda nhw. Bydd pobl sy'n dioddef gorbryder cronig yn aml yn teimlo'n ddrwg ac yna'n chwilio'n feddyliol am y peth sy'n eu gwneud yn orbryderus. Ar ôl cael rhywbeth i hoelio'u teimladau arno, mae'n gallu bod yn anodd iddyn nhw deimlo'n well gan fod y teimlad yn parhau hyd yn oed pan fydd y mater sydd wedi ysgogi'r gorbryder wedi'i ddatrys. Mae anhwylder gorbryder yn gyflwr meddygol sy'n digwydd pan fydd lefelau'r gorbryder mor uchel nes eu bod yn dechrau ymyrryd ym mywydau pobl. Mae problemau cofio yn nodwedd ddiagnostig o'r cyflwr. Gall therapi ymddygiad gwybyddol (CBT) drin anhwylderau gorbryder ac weithiau defnyddir meddyginiaeth i ailosod cemeg yr ymennydd.

Mae gofid yn dreth anferth ar adnoddau'r ymennydd, gan olygu mai ychydig sydd wrth gefn ar gyfer gweithrediadau eraill. Bydd lefelau uwch o orbryder yn cael effaith ddinistriol iawn ar y cof gweithio, sef y system sydd dros dro yn dal nifer o ddarnau o wybodaeth yn eich meddwl ac yn caniatáu i chi eu trin i ddatrys problemau neu wneud cysylltiadau. Mae cof gweithio diffygiol yn effeithio ar bron pob rhan o wybyddiaeth. Os ydych yn methu â dal gwybodaeth a gweithio â hi ar yr un pryd, bydd hyn yn cael effaith sylweddol ar eich gallu i gymryd gwybodaeth newydd i mewn a'i deall ac i gynllunio a gwneud penderfyniadau. Wrth i'r gallu i wneud y tasgau hyn leihau, bydd gorbryder yn cynyddu fwyfwy wrth i bobl ddechrau gofidio mwy fyth, ac felly mae cylch cythreulig yn dechrau, a mwy o orbryder yn arwain at fwy fyth o anawsterau cofio.

I leihau effaith gorbryder ar sut mae'r cof yn gweithio, rhaid torri'r cylch cythreulig hwn. Mae CBT yn ddull effeithiol sydd wedi rhoi canlyniadau wedi'u profi yn y maes hwn. Gall eich meddyg teulu eich cyfeirio at eich gwasanaeth lleol Gwella Mynediad at Therapïau Seicolegol (IAPT: *Improving Access to*

Psychological Therapies) gyda therapyddion sy'n arbenigo ar dorri'r cylchoedd cythreulig hyn.

Hwyliau a'r cof

Iselder yw'r anhwylder iechyd meddyliol mwyaf cyffredin yn y Deyrnas Unedig. Bydd bron 20 y cant o'r boblogaeth yn cael cyfnod clinigol sylweddol o iselder rywbryd yn ystod eu hoes. Mae'r cyfraddau iselder ar hyn o bryd mor uchel nes bod Sefydliad Iechyd y Byd (WHO) yn ystyried mai'r cyflwr hwn yw'r afiechyd unigol mwyaf llethol yn y byd ymhlith pobl ganol oed, o ran y blynyddoedd o anabledd llwyr. Mae iselder hefyd yn ailddigwydd yn aml iawn; bydd tri o bob pedwar sy'n dioddef yn cael mwy nag un cyfnod o iselder yn ystod eu hoes.

Yn ogystal â digalondid, mae anawsterau cofio a phroblemau wrth ganolbwyntio yn nodweddion hanfodol sy'n rhoi diagnosis o iselder. Maen nhw'n rhan annatod o'r cyflwr. Dangosodd astudiaethau fod pobl sydd ag iselder yn cael anhawster i gadw'u sylw'n ddigon hir i gwblhau tasgau gwybyddol. Fodd bynnag, maen nhw'n ei chael lawer yn haws nag unigolion iach i gadw'u sylw ar feddyliau negyddol amdanyn nhw eu hunain. Dangosodd ymchwilwyr fod y meddyliau negyddol hyn yn meddiannu'r adnoddau meddyliol mae ar bobl sy'n isel eu hysbryd eu hangen i weithredu'n effeithiol. Does dim rhyfedd, felly, fod pobl ag iselder yn cael problemau cofio sylweddol yn eu bywyd pob dydd.

Mae iselder nid yn unig yn lleihau'r gallu i gofio: mae yna dystiolaeth hefyd fod y cyflwr yn ymyrryd â'r hyn y mae pobl yn ei gofio. Mae pobl sydd ag iselder fel pe baen nhw'n rhoi sylw arbennig i wybodaeth negyddol ac yn methu â phrosesu profiadau cadarnhaol yn iawn. Mewn profion labordy lle caiff pobl restri o eiriau ar hap i'w cofio, bydd pobl sydd ag iselder yn dueddol o gofio 10 y cant yn fwy o eiriau negyddol nag o rai cadarnhaol. Mewn bywyd go iawn maen nhw'n tueddu i gofio digwyddiadau sy'n gyson â'u hwyliau. Mae'r duedd hon nid yn unig yn gymwys i atgofion newydd; pan ofynnir iddyn nhw gofio digwyddiadau o'r gorffennol, mae pobl ag iselder yn gallu adalw gwybodaeth a digwyddiadau negyddol o'u storfa o atgofion tymor hir yn hawdd, ond yn cael anhawster i adalw atgofion mwy cadarnhaol.

Gyda'r newidiadau hyn mewn sut mae'r cof yn gweithio mae newidiadau'n digwydd yn yr ymennydd. Mae'r hipocampi yn arbennig o agored i effeithiau niwrowenwynig iselder. Mae'r niwrogemeg sydd wedi'i newid yn difrodi niwronau'r hipocampi ac yn achosi i'r hipocampi grebachu. Mae graddau'r crebachu'n gysylltiedig â hyd yr iselder a nifer y cyfnodau penodol o iselder a fydd yn digwydd yn ystod oes. Mae graddau'r crebachu hefyd yn gysylltiedig â maint y problemau cofio cysylltiedig. Po leiaf yw'r hipocampi, mwyaf yn y byd yw problemau'r cof, yn enwedig wrth ddysgu gwybodaeth newydd. Er ei bod yn bosibl gwrthdroi rhai o'r newidiadau sy'n gwneud yr hipocampi'n llai, mae rhai astudiaethau wedi dangos bod hipocampi pobl sydd wedi cael dim ond un cyfnod o iselder yn dal i fod yn llai na hipocampi pobl debyg o ran oed nad ydyn nhw erioed wedi cael y cyflwr.

Fel yn achos gorbryder, mae problemau cofio'n rhan annatod o gael iselder. Nid ydyn nhw'n sgileffaith nac yn nodwedd ar wahân. Mae triniaethau effeithiol ar ffurf therapïau seicolegol a meddyginiaeth ar gael ar gyfer iselder clinigol. Yn gyffredinol, wrth i hwyliau unigolyn wella ar ôl triniaeth, bydd ei broblemau cofio'n lleihau, er y gall rhai anawsterau barhau bob amser, yn enwedig wrth gymryd gwybodaeth newydd i mewn. Y cam cyntaf i ymdopi â'r cyflwr yw derbyn bod hyn yn rhan ohono. Bydd defnyddio'r strategaethau sydd wedi'u hamlinellu ym mhenodau cynharach y llyfr hwn yn helpu i leihau'r niwsans y mae'r anawsterau hyn yn ei achosi.

8

Iechyd corfforol a salwch

Cyflwyniad

Byddai'n amhosibl yn y bennod hon i gynnwys holl effeithiau iechyd corfforol ar sut mae'r cof yn gweithio. Bydd rhai mathau o salwch a'u triniaethau'n effeithio'n uniongyrchol ar sut mae'r ymennydd yn gweithio, a gall anawsterau cofio fod yn nodwedd allweddol mewn rhoi diagnosis, neu'n un o sgileffeithiau'r driniaeth sy'n wybyddus. Mewn cyflyrau eraill, gall problemau'r cof ddeillio'n uniongyrchol o effeithiau poen, haint, blinder a symptomau cyffredinol eraill o deimlo'n sâl, yn enwedig mewn cyflyrau cronig. Pwrpas y bennod hon yw tynnu sylw at rai o'r cyflyrau corfforol mwyaf cyffredin a'r triniaethau meddygol sy'n gallu ymyrryd â sut mae'r cof yn gweithio. Nid yw'r rhestr yn cynnwys popeth o bell ffordd, ac os nad yw eich cyflwr chi wedi'i gynnwys, nid yw hyn yn golygu nad yw'n effeithio ar y cof. Os ydych yn pryderu am broblemau cofio, mae'n fuddiol bob amser ddechrau gydag arolwg o'ch iechyd corfforol ac unrhyw feddyginiaeth yr ydych yn ei chymryd.

Yr ymennydd yw'r organ fwyaf cymhleth a mwyaf costus yn y corff dynol o ran defnyddio egni. Mewn babanod newydd eu geni mae'r ymennydd yn cymryd yn agos i 90 y cant o egni'r baban. Mae hyn yn mynd yn llai gydag oed, ond hyd yn oed mewn oedolion mae'r ymennydd yn defnyddio 20 y cant o egni'r corff. Os yw'r corff yn brysur yn brwydro yn erbyn salwch, mae'n gallu effeithio'n sylweddol ar faint o egni sydd ar gael ar gyfer yr ymennydd. Mewn rhai heintiau, yn enwedig y rheiny mae bacteria neu barasitiaid yn eu hachosi, caiff meinweoedd y corff eu niweidio a rhaid adnewyddu'r rheiny, sy'n broses gostus o ran yr egni sy'n ofynnol. Mae nifer o afiechydon yn achosi dolur rhydd, sy'n gallu cyfyngu'n ddifrifol ar y maetholion mae'r corff yn eu cymryd i mewn, sef ein ffynhonnell egni. Bydd rhai firysau'n defnyddio ein celloedd i'w hamlhau eu hunain, ac felly caiff egni ei ddargyfeirio i gynnal y rheiny yn hytrach na ni. Pryd bynnag y byddwch yn sâl, bydd eich corff yn ysgogi eich system imiwnedd i frwydro yn erbyn y salwch. Mae hyn eto'n cymryd llawer iawn o egni. Mae'n dilyn, felly, pryd bynnag y byddwch yn ddi-hwyl, y gall llai o egni fod ar gael i'ch ymennydd weithio ar ei orau. Mae hyn wedi'i brofi hyd yn oed gydag annwyd cyffredin.

Y cof ac annwyd cyffredin

Yn 2012 astudiodd ymchwilwyr ym Mhrifysgol Caerdydd effeithiau annwyd cyffredin ar sut mae'r cof yn gweithio mewn 200 o bobl ifanc rhwng 18 a 30 oed a oedd fel arall yn iach. Roedd y gwirfoddolwyr i gyd yn iach ar ddechrau'r astudiaeth pan gawson nhw'r gyfres gyntaf o brofion cof. Daethon nhw'n ôl i weld yr ymchwilwyr pan oedden nhw wedi cael annwyd nesaf, a gwneud y profion eto. Sicrhaodd yr ymchwilwyr fod gan y gwirfoddolwyr annwyd cyffredin yn hytrach na ffliw neu rywbeth mwy difrifol. Gwelson nhw fod y myfyrwyr, pan oedd annwyd arnyn nhw, yn prosesu gwybodaeth lawer yn arafach na phan oedden nhw'n iach. Roedden nhw hefyd yn arafach yn cymryd gwybodaeth newydd i mewn.

Er bod unrhyw fath o salwch yn gallu rhwystro'r ymennydd dros dro rhag gweithio ar ei orau, bydd rhai cyflyrau'n effeithio'n benodol ar sut mae'r cof yn gweithio. Trafodir rhai o'r cyflyrau mwyaf cyffredin isod.

Diabetes

Mae cysylltiad agos rhwng diabetes a cholli'r cof. Mae ymosodiad hypoglycemig yn gallu effeithio'n ddifrifol ar sut mae'r cof

yn gweithio, pan fydd y lefelau siwgr yn mynd yn rhy isel
a'r ymennydd yn methu â chael digon o glwcos i weithio'n
effeithiol. Does dim digon o danwydd i alluogi celloedd yr
ymennydd (niwronau) i gyfathrebu'n effeithiol â'i gilydd ac
felly, y naill ar ôl y llall, bydd y systemau gwybyddol yn dechrau
pallu. Os na chaiff y siwgr yn y gwaed ei godi i lefelau normal,
yn y pen draw bydd yr unigolyn yn llithro i goma. Gall diabetes
sy'n cael ei reoli'n wael, gyda lefelau uchel o siwgr yn y gwaed
(hyperglycemia) drwy'r amser, hefyd niweidio'r ymennydd yn y
pen draw, sy'n gallu arwain at anawsterau parhaol gyda sut mae'r
cof yn gweithio. Mae'r hipocampi fel pe baen nhw'n arbennig
o agored i niwed mewn diabetes. Mae'r hipocampi yn crebachu
wedi'i gofnodi mewn pobl hŷn a phobl ifanc sydd â diabetes
math II.

Mae pobl sydd â diabetes hefyd mewn mwy o berygl o gael
clefyd Alzheimer a dementia fasgwlar. Hormon sy'n dod allan
gydag inswlin yw amylin. Mae'n dylanwadu ar lefelau siwgr yn
y gwaed, a phan mae gormod yn dod allan mae'n gallu crynhoi
a ffurfio placiau yn yr ymennydd, yn debyg i'r placiau amylin
sydd i'w gweld mewn clefyd Alzheimer. Pan mae rhywun â
diabetes yn cynhyrchu gormod o amylin a phan nad yw'n cael
ei glirio'n normal o'i system, gall y crynhoi hwnnw olygu colli
celloedd yn yr ymennydd a'r gallu gwybyddol yn dirywio'n
raddol.

Diffyg Fitamin B12

Mae pobl yn dibynnu ar Fitamin B12 i weithio'n iawn. Pan fydd
lefelau yn y corff ddim ond ychydig yn is nag y dylen nhw fod,
gall pobl ddechrau teimlo'n flinedig iawn, yn isel eu hysbryd
a chael problemau cofio. Os na chaiff hyn ei drin, gall diffyg
Fitamin B12 cronig achosi niwed difrifol na ellir ei gywiro i'r
ymennydd a'r system nerfol, a gall y problemau sy'n gysylltiedig
â'r cof fod yn debyg i ddementia, wrth iddyn nhw fynd yn fwy
a mwy difrifol. Po hiraf fydd y diffyg yn para, mwyaf tebygol
yw niwed parhaus o ddigwydd. Nid yw'n anodd cynnwys

ffynonellau Fitamin B12 mewn deiet normal sy'n cynnwys cig, gan ei fod mewn sawl math o gynnyrch anifeiliaid, gan gynnwys cig, cig dofednod, pysgod, bwyd y môr, wyau a chynnyrch llaeth. Caiff ei ychwanegu hefyd fel arfer at rawnfwyd brecwast wedi'i atgyfnerthu. Mae mwyafrif y bobl sydd â diffyg Fitamin B12 yn methu ag amsugno'r fitamin o'u deiet am ryw reswm, nid oherwydd nad ydyn nhw'n bwyta digon o'r bwydydd cywir. Mae yna nifer o resymau meddygol am fethu ag amsugno, gan gynnwys anemia dinistriol, torri allan ddarn o'r perfedd, parasitiaid wedi mynd i mewn i'r corff a chyflyrau etifeddol prin. Gall methu amsugno ddigwydd hefyd mewn alcoholiaeth gronig. Yn ffodus, mae'n bosibl trin diffyg Fitamin B12 a gall problemau cofio yn aml gael eu trawsnewid ar ôl triniaeth os na fydd niwed parhaol wedi digwydd i'r ymennydd. Hyd yn oed os ydy'r niwronau wedi cael niwed, bydd triniaeth ar ffurf pigiadau, pils, clytiau neu chwistrellu fel arfer yn atal y cof rhag dal i ddirywio.

Anhwylderau'r thyroid

Mae anhwylderau'r thyroid yn gymharol gyffredin ac mae rhai astudiaethau'n awgrymu y gall tuag 8 y cant o'r boblogaeth dros 50 oed fod yn dioddef gan thyroid tanweithgar (hypothyroidedd). Gall symptomau hypothyroidedd gynnwys bod yn flinedig iawn, ennill pwysau, canolbwyntio gwael a phroblemau cofio. Gall y problemau hyn ymddangos yn raddol iawn a gall pobl fyw gyda nhw am flynyddoedd lawer cyn i'r broblem gael diagnosis. Yn ffodus, mae'n bosibl rhoi diagnosis o hypothyroidedd yn hawdd drwy brawf gwaed syml ac mae'r driniaeth yn golygu cymryd atchwanegyn (*supplement*) syml i sicrhau bod y corff yn cael digon o thyrocsin i weithio'n iawn, heb unrhyw sgileffeithiau gyda'r dos gywir. Yn gyffredinol bydd problemau cofio sy'n gysylltiedig â hypothyroidedd yn diflannu'n llwyr yn dilyn triniaeth briodol.

Camweithredu gwybyddol wedi llawdriniaeth

'Camweithredu gwybyddol wedi llawdriniaeth' (POCD: *post-operative cognitive dysfunction*) yw'r term i ddisgrifio newidiadau yn sut mae'r cof yn gweithio, sy'n gallu digwydd ar ôl anesthetig. Mae cael ychydig o anhawster i gofio yn gyffredin yn y cyfnod yn union wedi llawdriniaeth wrth i'r anesthetig wanhau a phan fydd y claf yn cael cyffuriau cryf i ladd poen, a'r ddau beth yn cael dylanwad cryf ar sut mae'r ymennydd yn gweithio. Fodd bynnag, bydd rhai pobl yn cael problemau cofio mwy tymor hir wedi llawdriniaeth, problemau sy'n parhau. Nodwyd POCD yn wreiddiol mewn cleifion a oedd wedi cael llawdriniaeth faith ar y galon, ond yn fwy diweddar mae meddygon wedi cydnabod y gall ddigwydd ar ôl mathau eraill o lawdriniaeth hefyd. Bydd y perygl o gael problemau cofio tymor hir ar ôl anesthetig yn cynyddu wrth heneiddio ac yn ôl hyd a nifer y llawdriniaethau. Mae hefyd yn fwy cyffredin mewn cleifion sy'n cael haint wedi llawdriniaeth. Mae rhai astudiaethau wedi awgrymu bod pobl sy'n cael POCD mewn mwy o berygl o ddatblygu dementia yn ddiweddarach.

Gwelodd un astudiaeth fod tua hanner yr holl bobl dros 65 a gafodd anesthetig cyffredinol wedi cael problemau cofio am o leiaf 24 awr wedi llawdriniaeth. Roedd un rhan o dair o'r cleifion yn dal i gael rhai problemau cofio pan gawson nhw eu rhyddhau o'r ysbyty. Dydy'r rhesymau dros fethu â chofio fel hyn ddim yn eglur, a does dim triniaethau na strategaethau atal sydd wedi'u profi. Mae gwyddonwyr yn gweithio ar fathau o anesthetig wedi'u diwygio sy'n atal rhai o'r niwrodderbynyddion yn yr ymennydd y maen nhw'n credu eu bod yn cyfrannu at ddiffygion yn y cof. Anaml y bydd POCD yn digwydd wedi mân driniaethau lle defnyddir tawelyddion ysgafn ac mae problemau cofio yn parhau yn anarferol ymhlith pobl iau.

Cemotherapi

Mae 'niwl cemo' neu 'ymennydd cemo' yn cyfeirio at y niwl meddyliol y bydd nifer o bobl yn ei gael yn ystod cemotherapi am

ganser ac wedyn. Mae anawsterau cyffredin yn cynnwys methu
â dal i ganolbwyntio, anawsterau dod o hyd i eiriau, meddwl yn
arafach a thrafferth i wneud nifer o bethau ar yr un pryd.
Gall y symptomau hyn achosi pryder mawr a bod yn anodd delio â
nhw, yn enwedig gan eu bod yn dueddol o ddigwydd yn union
ar ôl yr anawsterau a ddaw ar ôl cael diagnosis o ganser. Mewn
astudiaethau meddygol, mae amcangyfrifon o ganran y bobl
sy'n dioddef gan 'ymennydd cemo' yn amrywio'n eang o 15 i
70 y cant. Mae'r ganran hon yn dibynnu i raddau helaeth ar y
diffiniad o 'ymennydd cemo' a sut caiff y problemau gwybyddol
eu mesur. Mae'n debyg bod y cyflwr yn fwy cyffredin ar ôl rhai
mathau o driniaethau nag eraill. Gall nifer o bobl deimlo'n
'niwlog' yn union ar ôl triniaeth cemotherapi, ond cael llai o
broblemau sy'n parhau ar ôl i'r driniaeth orffen.

Mae astudiaethau sy'n tynnu llun o'r ymennydd wedi
dangos bod rhai rhannau o'r ymennydd sy'n ymwneud â'r cof
yn crebachu ychydig ar ôl ambell fath o gemotherapi. Mae'r
golled hefyd yn ymddangos yn fwy cyffredin mewn pobl
sy'n cael dosau uchel o gemotherapi. Rydym ni'n gwybod
bod rhai mathau o gemotherapi yn niweidio'r nerfau. Mae'r
cyffuriau hyn yn datblygu drwy'r amser, ac mae gwaith
ymchwil presennol yn canolbwyntio ar sicrhau'r budd mwyaf
wrth ddiogelu sut mae'r ymennydd yn gweithio gan leihau
sgileffeithiau gwybyddol.

Nid dim ond y math o gemotherapi a'r ddos sy'n penderfynu
a fydd yn achosi problemau gwybyddol. Gall gwahaniaethau
genetig wneud rhai pobl yn fwy agored i ddioddef nag eraill.
Mae'r genyn APOE yn gysylltiedig â chlefyd Alzheimer. Os bydd
gan rywun y fersiwn E4 o'r genyn hwn, gall hefyd fod mewn
mwy o berygl o ddatblygu problemau cofio tymor hir wedi
cemotherapi.

Mae'n bwysig cofio nad yw cemotherapi'n achosi'r holl
broblemau cofio mewn pobl sydd â chanser. Gwelodd un
astudiaeth lefel debyg o broblemau cofio mewn grŵp o bobl
a oedd â chanser ond heb gael cemotherapi. Gall nifer o'r
nodweddion sy'n deillio o gael canser achosi problemau cofio,

gan gynnwys y canser ei hun, blinder, problemau cysgu, iselder, straen a gorbryder. Gall cyffuriau eraill a ddefnyddir fel rhan o driniaeth, fel steroidau, meddyginiaethau i atal cyfog, cyffuriau a ddefnyddir ar gyfer llawdriniaeth neu feddyginiaethau atal poen, hefyd fod yn gyfrifol am broblemau cofio yn y grwpiau hyn.

Cyflyrau seiciatrig

Mae ein dealltwriaeth o gyflyrau seiciatrig a niwrolegol yn gorgyffwrdd fwy a mwy. Mae sganiau cymhleth wedi dangos annormaleddau yn adeiladwaith a chemeg ymennydd pobl sydd â salwch seiciatrig, ac mae'r llinellau sy'n gwahaniaethu'r ddau arbenigedd meddygol wedi mynd yn fwyfwy niwlog o ganlyniad. Mae'n dilyn, felly, fod y tarfu ar feddwl ac ymddygiad sy'n dod gyda salwch seiciatrig yn cael effaith sylweddol ar sut mae'r cof yn gweithio. Mae'n wir hefyd fod strategaethau allanol yn gweithio'n well na rhai mewnol yn y grŵp hwn. Fodd bynnag, pan fydd tarfu difrifol ar ymddygiad a meddyliau, er enghraifft, mewn cyflyrau seiciatrig acíwt, mae'n aml yn anodd cadw at batrwm gweithredu rheolaidd ac fel yn achos cyflyrau niwrolegol, mae angen derbyn problemau'r cof fel rhan o'r cyflwr.

Delio â phroblemau'r cof yn y cyd-destunau hyn

Mae'n debyg y byddwch wedi bod yn cadw golwg ar brif symptomau eich cyflwr ar gyfer eich meddyg; bydd yn helpu hefyd os nodwch batrwm eich problemau cofio. Cadwch ddyddiadur pryd y byddwch yn sylwi ar broblemau. Efallai y byddwch yn gweld bod patrwm yn dod yn amlwg os gwnewch nodyn o'r hyn oedd yn digwydd pan gawsoch chi broblemau cofio. Mae hyn yn cynnwys manylion pryd y dylai'r wybodaeth fod wedi ei phrosesu *a* phryd roeddech yn ceisio'i hadalw neu'n sylweddoli eich bod wedi anghofio rhywbeth. Mae'n bosibl bod cyfnodau o anghofrwydd yn digwydd yn fwy cyffredin ar adegau penodol o'r dydd neu ar ôl i chi gymryd eich meddyginiaeth. Gwell un gair ymlaen na dau yn ôl, medd y dywediad; os bydd patrwm yn dechrau ymddangos, gallwch ddechrau cynllunio. Efallai y gallwch osgoi bod mewn sefyllfaoedd lle bydd disgwyl i chi gymryd llawer o wybodaeth i mewn ar adegau pan fyddwch yn fregus. Os na allwch eu hosgoi efallai y gallwch wneud trefniadau ar gyfer yr annisgwyl (mynd â rhywun arall gyda chi neu wneud nodiadau manwl iawn). Mae'n arfer da gwneud rhestr cyn cyfarfod neu apwyntiad o'r holl gwestiynau a fydd gennych neu bwyntiau y byddwch am eu cyflwyno, a bydd yn hollol iawn i chi fynd â'r rhestr gyda chi.

Crynodeb

Mae iechyd corfforol yn effeithio ar sut mae'r ymennydd yn gweithio. Mae nifer o gyflyrau cronig cyffredin yn cael effaith uniongyrchol ar sut mae'r cof yn gweithio. Gall nifer o driniaethau meddygol hefyd gael effaith andwyol ar sut mae'r ymennydd yn gweithio. Weithiau effaith dros dro fydd honno, ond mewn cyflyrau eraill gall yr effaith fod yn barhaol a/neu gynyddu. Derbyn y ffaith fod problemau cofio yn rhan o ddiagnosis a/neu driniaeth yw'r cam cyntaf i leihau niwsans anawsterau cofio. Gan amlaf mae'r strategaethau mwyaf effeithiol yn golygu trosglwyddo gweithrediadau'r cof i asiantaethau allanol yn hytrach na cheisio cynyddu grym yr ymennydd drwy driciau mnemonig. Gall yr asiantaethau allanol fod yn rhai ffisegol (dyddiaduron, calendrau, nodiadau), digidol (apiau ffôn, larymau, ac ati), amgylcheddol (datblygu trefn sefydlog) a chymdeithasol (gyda chymorth ffrindiau a theulu). Er bod yr holl strategaethau hyn wedi'u llunio i leihau'r niwsans yn hytrach nag adfer y gallu, mae hefyd yn bosibl gwneud y mwyaf o allu sylfaenol yr ymennydd drwy ddeiet neu ymarfer priodol. Caiff y mecanweithiau hyn eu trafod ym Mhennod 10.

9

Cyflyrau niwrolegol

Mae gan bob cyflwr niwrolegol y potensial i effeithio ar sut mae'r cof yn gweithio gan fod pobl cyflwr niwrolegol, drwy ddiffiniad, yn deillio o gamweithrediad yr ymennydd ar ryw lefel neu'i gilydd. Weithiau gall y camweithredu hwn amrywio o ddigwyddiad dros dro, er enghraifft, mewn rhai mathau o Sglerosis Ymledol (MS) ac epilepsi. Mewn cyflyrau eraill gall y niwed neu'r methiant sylfaenol fod yn sefydlog ond yn barhaol, fel yn achos anaf trawmatig i'r ymennydd neu strôc. Mewn cyflyrau cynyddol, bydd problemau cofio'n cynyddu gydag amser wrth i'r afiechyd redeg ei gwrs. Er bod gan niwrolegwyr nifer o gyffuriau wrth law i drin cyflyrau niwrolegol, mae gan unrhyw gyffur sy'n effeithio ar yr ymennydd y potensial hefyd i darfu ymhellach ar sut mae'r cof yn gweithio.

Mae yna dri grŵp o ffactorau sy'n dylanwadu ar sut mae'r cof yn gweithio mewn anhwylderau niwrolegol. Mae'r grŵp cyntaf yn cynnwys ffactorau sy'n sefydlog ac nad oes modd eu newid, ac yn cynnwys natur patholeg sylfaenol yr ymennydd a ble y mae yn yr ymennydd. Gall eich oed pan ddechreuodd y symptomau hefyd gael effaith ar raddfa'r anawsterau cofio cysylltiedig. Fel arfer mae ymennydd iau yn dueddol o addasu'n well i niwed a thrawma nag ymennydd hŷn. Bydd cwrs yr afiechyd hefyd yn cael effaith ar sut mae'r cof yn gweithio dros amser. Hwn yw'r ail ffactor a fydd yn effeithio ar sut mae'r cof yn gweithio. Mewn epilepsi gall cyfnod o *status epilepticus* (sef trawiad hir iawn sy'n gwrthod stopio), trawiadau cyffredinol sy'n ailddigwydd neu nifer o anafiadau i'r pen achosi cynnydd bob yn gam mewn anawsterau cofio. Gall ymyriadau drwy lawdriniaeth nerfol mewn cyflyrau eraill hefyd gael effaith ddi-droi'n-ôl ar sut mae'r cof yn gweithio.

Mae'r trydydd grŵp o ffactorau sy'n effeithio ar sut mae'r cof yn gweithio mewn cyflyrau niwrolegol yn cynnwys ffactorau sy'n gallu gwella. Ffactorau yw'r rhain y gallwch eu diwygio efallai i leihau eu heffaith. Maen nhw'n cynnwys meddyginiaethau, eich hwyliau a ffactorau sy'n ymwneud â'ch ffordd o fyw, yn amrywio o ddeiet i ansawdd cwsg. Gyda meddyginiaethau mae'n aml yn fater o gael y cydbwysedd cywir rhwng effeithiolrwydd a sgileffeithiau pan ddaw'n fater o reoli unrhyw waethygu mewn anawsterau cofio sy'n gysylltiedig â'r cyffuriau. Dyna sy'n digwydd yn arbennig gyda chyffuriau gwrthepilepsi. Os ydych yn amau bod eich meddyginiaethau'n gwneud eich problemau cofio'n waeth, siaradwch â'ch niwrolegydd – efallai y bydd yn gallu addasu'r ddos neu roi cynnig ar gyfuniad gwahanol i leihau'r effeithiau hyn.

Cyflyrau niwrolegol eraill

Os ydych wedi cael diagnosis o gyflwr niwrolegol, mae'n debygol y bydd hynny'n effeithio ar eich cof. Byddai'n bosibl ysgrifennu llyfrau ar wahân am y problemau gwybyddol penodol sydd i'w gweld ym mhob cyflwr niwrolegol gwahanol. Mae llawer o wybodaeth a chyngor defnyddiol i'w cael ar wefannau'r elusennau a'r sefydliadau sy'n delio â phob cyflwr ar wahân. Mae cyflyrau gwahanol yn gysylltiedig â phatrymau gwahanol o broblemau cofio. Bydd rhai cyflyrau'n effeithio ar ddysgu newydd, a gall eraill ei gwneud yn anodd adalw digwyddiadau o'r gorffennol. Os byddwch wedi cael diagnosis o salwch niwrolegol, holwch eich niwrolegydd am batrwm nodweddiadol anawsterau cofio sy'n gysylltiedig â'ch cyflwr chi. Gellir defnyddio asesiadau niwroseicolegol arbenigol i weld yn union ble mae'r gweithdrefnau cofio normal yn methu ym mhob unigolyn. Bydd niwroseicolegwyr yn defnyddio'r patrymau hyn i ddyfeisio pecynnau o strategaethau wedi'u teilwra i helpu. Fodd bynnag, does dim atebion hud i gof gwael oherwydd niwed neu glefyd yn yr ymennydd.

Mae derbyn y problemau cofio fel rhan o'r cyflwr yn rhan allweddol o unrhyw adsefydlu (*rehabilitation*) (gweler tudalen 72). Mae'r strategaethau mwyaf effeithiol i leihau niwsans cof gwael mewn pobl sydd â chyflwr niwrolegol yn seiliedig yn bennaf ar drosglwyddo tasgau y byddai'r ymennydd fel arfer yn eu cyflawni i gyfryngau ffisegol (fel nodiadau, calendrau, dyddiaduron, apiau ffonau symudol a larymau). Mae defnyddio'r strategaethau mewnol sy'n atgyfnerthu prosesau cofio ar y cyfan yn llai effeithiol mewn pobl sydd â rheswm strwythurol gwaelodol dros eu problemau cofio nag yn y boblogaeth yn gyffredinol.

Delio â phroblemau'r cof yn y cyd-destunau hyn

Pan fydd problemau'r cof yn tarddu o gyflwr niwrolegol neu seiciatrig, mae derbyn hynny yn rhan allweddol o ddelio â'r anhawster. Gall nifer o bobl dderbyn y cyfyngiadau corfforol y gall eu cyflwr eu hachosi, ond ei chael yn anodd derbyn bod anawsterau cofio hefyd yn rhan annatod o'r anhwylder. Gall y frwydr am reolaeth seicolegol dros y problemau hyn fod yn ofer a hyd yn oed yn wrthgynhyrchiol os bydd clefyd neu drawma wedi niweidio'n ddi-droi'n-ôl y rhannau o'r ymennydd sy'n prosesu cofio. Fodd bynnag, ar ôl i chi dderbyn bod gennych broblemau cofio, mae nifer o bethau y gallwch eu gwneud sy'n gallu lleihau'n fawr iawn y niwsans maen nhw yn ei achosi mewn bywyd pob dydd. Y peth cyntaf yw dweud wrth bobl eraill am y sefyllfa. Gall y rhain gynnwys ffrindiau, teulu a'ch meddyg. Weithiau gall dim ond sôn wrth rywun am yr hyn rydych yn ei ddioddef ysgafnhau'r baich a thawelu'ch meddwl drwy eich sicrhau nad ydych chi'n mynd yn wallgof.

Yn bwysicach, efallai y gallwch gael pobl eraill i helpu. Efallai na fyddwch yn cael anawsterau i ofyn am help i symud o gwmpas, neu i rywun ddarllen llythyron drosoch os yw eich golwg yn wael, ond fe allech deimlo'n anghyffyrddus yn gofyn am help pan ddaw'n fater o gofio. Mae'n iawn gofyn i ffrindiau a theulu am help gyda hyn hefyd. Hwyrach y gallan nhw eich helpu gyda thasgau pob dydd i leihau pethau sy'n tynnu sylw gan ganiatáu i chi arbed egni meddyliol a chanolbwyntio ar ddim ond un peth. Neu efallai y gallan nhw ddod gyda chi i apwyntiad pwysig, lle bydd dau ben yn well nag un i gymryd gwybodaeth newydd i mewn.

Efallai nad mater yn unig o ddweud wrth bobl am eich problemau cofio fydd hyn: gall fod yn sgwrs ddwy ffordd. Weithiau mae'n ddefnyddiol gofyn i aelodau'r teulu a ydyn nhw wedi sylwi ar unrhyw newidiadau yn eich cof. Gallwch fod yn siŵr nad yw eich problemau cynddrwg ag yr ydych chi'n ei gredu, neu efallai y byddan nhw wedi sylwi ar rai pethau nad ydych chi wedi'u gweld, gan gynnig rhai awgrymiadau defnyddiol. Er enghraifft, efallai y bydd eich plant wedi sylwi, pan fyddwch yn brysio, eich bod yn cael mwy o anhawster i ddod o hyd i bethau neu'n methu â chymryd gwybodaeth i mewn yn iawn (gallen nhw hyd yn oed fod yn manteisio ar hyn!). Gallwch ddelio â hyn drwy roi amser ychwanegol o'r neilltu ar gyfer tasgau a gofyn i bobl anfon neges e-bost atoch chi neu adael nodyn neu neges atgoffa os byddan nhw wedi gofyn i chi wneud rhywbeth, a chithau yng nghanol gwneud rhywbeth arall a heb fod mewn sefyllfa i greu rhywbeth eich hun i ysgogi'r cof.

Ar ôl dweud wrth bobl am eich problemau a chael eu help lle bydd yn bosibl, y darn olaf o drosglwyddo tasgau atgoffa yw datblygu trefn. Gall hyn olygu ychydig o aildrefnu ar eich bywyd ac eto gall eich ffrindiau a'ch teulu helpu. Dewiswch le penodol i roi pethau y byddwch chi'n eu colli'n aml a dewch i'r arfer o'u rhoi yno bob tro pan fyddwch yn dod i mewn. Lluniwch drefn a dilynwch hi ar gyfer y tasgau rheolaidd y byddwch yn eu cyflawni i geisio sicrhau eich bod yn gallu canolbwyntio ar un peth ar y tro.

Er bod problemau cofio sy'n gysylltiedig ag anhwylderau niwrolegol fel arfer yn ystyfnig ac y bydd angen i chi ddibynnu ar gymhorthau allanol i leihau'r niwsans, bydd dilyn y cyngor am ddeiet ac ymarfer yn y bennod nesaf yn sicrhau eich bod yn gwneud y mwyaf o botensial ffisegol eich ymennydd. Mae'n wir hefyd fod llawer iawn o orbryder ac iselder yn gyffredin iawn mewn pobl sydd â chyflyrau niwrolegol a seiciatrig eraill, a gall lleihau'r lefelau hyn yn wir gael effaith lesol ar sut mae'r cof yn gweithio.

10

Deiet ac ymarfer corff

Rydym ni'n gwybod erbyn hyn fod pobl sy'n gwneud ymarfer corff yn rheolaidd yn byw'n hirach, yn llai tebygol o gael clefyd y galon a chanser ac yn llai isel eu hysbryd na phobl sy'n byw bywydau eisteddog. Mae ymarfer yn dda i ni. Mae ymarfer aerobig yn arbennig o dda i ni. Mae unrhyw weithgarwch corfforol sy'n gwneud i'r galon guro'n gyflymach yn ein gwneud yn fwy heini. Po amlaf y caiff y gweithgarwch hwn ei ailadrodd, mwyaf heini fyddwn ni, a pho fwyaf heini yw ein cyrff, mwyaf abl y byddwn ni i ymladd bron unrhyw glefyd neu salwch a ddaw ar ein traws byth.

Dydy hyn ddim yn golygu nad yw pobl heini yn mynd yn sâl – maen nhw – ond maen nhw'n llai tebygol o gael problemau iechyd difrifol, a hyd yn oed pan maen nhw yn eu cael, maen nhw'n dueddol o fyw'n hirach. Mae hyn yn synhwyrol. Mae ein corff a'n hymennydd yn gweithio orau pan fydd y braster yn ein cyrff mewn cydbwysedd cywir â'n meinwe denau (meinwe cyhyrau heb fraster) a'n calonnau a'n hysgyfaint yn gryf ac yn gallu cyflenwi'r ocsigen angenrheidiol a'i anfon drwy ein cyrff. Er mai dim ond rhyw 2 y cant o fàs eich corff yw eich ymennydd, mae'n defnyddio tuag 20 y cant o'r ocsigen yr ydych chi'n ei ddefnyddio bob dydd. Mae angen y tanwydd cywir arno i weithio'n effeithiol. I ryw raddau mae deiet yn dylanwadu ar hyn, ond rhaid i'r system ddarparu hefyd fod yn effeithiol. O ran ffitrwydd, mae'n gamgymeriad edrych ar sut mae'r ymennydd yn gweithio fel rhywbeth ar wahân i organau hanfodol eraill. Mae cysylltiad agos rhwng iechyd eich ymennydd a sut mae'n gweithio a'ch cyflwr corfforol. Mae'n dilyn bod ymarfer corff a ffitrwydd corfforol yn cael effaith sylweddol ar sut mae'r cof yn gweithio.

Fel yr esboniwyd ym Mhennod 1, dwy ffurf yn yr ymennydd, sy'n debyg i siâp morfarch, yw'r hipocampi. Mae ganddyn nhw ran hanfodol yn y gwaith o osod i lawr atgofion newydd. Yn anffodus, mae'r hipocampi'n crebachu wrth i ni heneiddio, ac wrth iddyn nhw wneud hynny bydd problemau cofio'n cynyddu. Mae'n bosibl mesur maint yr hipocampi drwy ddefnyddio sganiau MRI soffistigedig. Mae gwyddonwyr wedi darganfod bod y ffurfiau hyn yn fwy mewn oedolion sy'n heini yn gorfforol.

Cerdded i gael ymennydd mwy
Roedd grŵp o wyddonwyr o UDA am wybod a oedd yn bosibl i bobl nad oedden nhw'n heini gynyddu maint eu hipocampi drwy ymarfer. Sganiwyd 120 o oedolion rhwng 60 a 70 oed a mesurwyd eu hipocampi. Wedyn cofrestrwyd hanner y bobl hynny ar raglen ymarfer corff. Dechreuson nhw drwy gerdded am bum munud y dydd ac yna'n raddol cynyddwyd yr amser dros gyfnod o bedair wythnos nes oedden nhw'n cerdded am 40 munud, dri diwrnod yr wythnos. Roedd hanner arall y grŵp yn ymarfer am gyfnodau tebyg yn gwneud ymarferion ymestyn a thynhau. Flwyddyn yn ddiweddarach mesurodd yr ymchwilwyr yr hipocampi yn y ddau grŵp eto. Roedd maint hipocampi y grŵp a fu'n gwneud yr ymarferion wedi cynyddu 2 y cant, ac mewn gwirionedd yn gwrth-droi colled oherwydd oed o flwyddyn neu ddwy. Gyda'r cynnydd hwn mewn maint gwelwyd gwelliannau hefyd mewn profion cofio. Daeth yr ymchwilwyr i'r casgliad fod dechrau ymarfer ar ôl mynd yn hŷn wedi cael effaith sylweddol ar strwythur yr ymennydd ac ar sut mae'r cof yn gweithio.

Dydy hi byth yn rhy gynnar i gael budd o ymarfer o safbwynt y cof. Mae ymarfer mewn canol oed hefyd yn gysylltiedig â llai o risg o ddatblygu dementia pan fyddwch yn hŷn. Mae rhai astudiaethau wedi amcangyfrif bod y risgiau'n llai o hyd at un rhan o dair. Gall cerdded dim ond milltir y dydd (efallai i'r siopau lleol ac yn ôl) wneud gwahaniaeth mawr.

Gordewdra

Mae'r cynnydd mewn gordewdra yn y Deyrnas Unedig yn yr 20 mlynedd diwethaf wedi bod yn aruthrol. Erbyn hyn mae gordewdra yn epidemig ac mae 60 y cant o oedolion y DU dros eu pwysau. Mae un oedolyn o bob pedwar yn ordew (h.y. BMI dros 30). Bydd dros 30,000 o bobl yn y DU bob blwyddyn yn marw o achosion sydd i'w priodoli'n uniongyrchol i ordewdra. Mae hyn yn golygu bod marwolaethau'n gysylltiedig â gordewdra yn 6 y cant o'r holl farwolaethau sy'n cael eu cofnodi bob blwyddyn. Yn drist iawn, bydd un rhan o dair o'r bobl hyn yn marw cyn cyrraedd 65 oed. Mae gordewdra mewn canol oed nid yn unig yn gysylltiedig â mwy o risg o gael dementia mewn henaint; mae gan bobl ganol oed sy'n ordew fwy o broblemau cofio na phobl o oed a chefndir tebyg sydd â phwysau iach. Mae eu hipocampi hefyd yn llai. Mae ble mae eich pwysau gormodol hefyd yn cael dylanwad sylweddol ar iechyd yr hipocampi. Mae un astudiaeth wedi darganfod bod gordewdra'r canol (siapiau 'afal' clasurol sy'n cario'u pwysau o gwmpas eu canol) yn arbennig o niweidiol i'r hipocampi. Mae astudiaethau wedi dangos po fwyaf yw cymhareb eich canol i'r glun, lleiaf oll fydd eich hipocampi yn dueddol o fod. Mae unigolion siâp afal mewn mwy o risg o gael canser, afiechyd cardiofasgwlar a phroblemau cofio. Yn anffodus, fedrwn ni ddim dewis ble rydym ni'n storio pwysau gormodol, ond os oes gennych gorff siâp afal a'ch bod yn dueddol o ennill pwysau o gwmpas eich canol, mae diogelu iechyd eich hipocampi yn rheswm arall eto dros gadw eich pwysau dan reolaeth.

Mae gordewdra hefyd yn gysylltiedig â dirywiad llawer cyflymach gydag oed yn effeithlonrwydd y cof. Yn 2012, soniodd meddygon am ganlyniadau astudiaeth a oedd wedi bod yn dilyn cyfres o fwy na 6,000 o bobl dros ddeng mlynedd. Rhoddwyd tri phrawf cofio a gwybyddol i'r rhai a ddewiswyd i gymryd rhan yn yr astudiaeth yn ystod y degawd. Roedd y dirywiad mewn perfformiad yn y profion 22 y cant yn gyflymach yn y bobl a oedd yn ordew o'u cymharu â'r rheiny â phwysau iach normal.

Y newyddion da yw bod y problemau cofio hyn yn lleihau

(ynghyd â BMI) pan fydd pobl yn dilyn deiet sy'n golygu llwyddo i golli pwysau. Yn Sweden profwyd grŵp o 20 o ferched gordew mewn profion cofio cyn eu rhoi ar ddau fath gwahanol o ddeiet. Un deiet oedd 'deiet dyn yr ogof', sef deiet yn seiliedig ar fwyd y byddai ein cyndeidiau cynnar wedi ei fwyta: cnau a hadau a dim bwydydd wedi'u prosesu. Roedd yr ail grŵp yn dilyn deiet cytbwys safonol o fraster isel. Llwyddodd y ddau grŵp i golli pwysau a chael perfformiad llawer iawn gwell yn y profion cofio ar ôl chwe mis llwyddiannus o fod ar ddeiet. Dangosodd sganiau MRI soffistigedig hefyd newidiadau cadarnhaol yn llif y gwaed i ymennydd y merched tra oedden nhw'n cwblhau'r profion cofio. Mae'r neges o astudiaethau ymarfer a gordewdra yn glir. Mae colli pwysau (sut bynnag y gwneir hynny) a lefelau ffitrwydd uwch yn cael effeithiau ffisegol ar yr ymennydd sydd mewn gwirionedd yn gwella'r ffordd mae'r cof yn gweithio, hyd yn oed mewn henaint.

Deiet

Fel y dangoswyd uchod, mae gan unrhyw ddeiet sy'n achosi colli pwysau siawns dda o wella sut mae'r cof yn gweithio, ond a yw'r bwydydd rydym ni'n eu bwyta yn cael effaith uniongyrchol ar sut mae'r ymennydd yn gweithio? Mae llawer o farchnata wedi bod yn y blynyddoedd diwethaf ar 'fwydydd llawn lles', gyda honiadau rhyfeddol ar gyfer rhai ohonyn nhw. Mae llus yn enwedig wedi'u cysylltu ag amrywiaeth anhygoel o fanteision iechyd. Heip yw llawer o'r hyn sy'n cael ei wthio arnom ar y rhyngrwyd, gyda sail dystiolaeth denau iawn, os o gwbl. Ond fe all fod rhywbeth yn yr honiadau fod llus yn gallu atal dirywiad yng nghelloedd yr ymennydd oherwydd oed, neu hyd yn oed ei wrthdroi, yn ogystal â'r problemau mae hyn yn eu hachosi i sut mae'r cof yn gweithio. Mae llus yn rhoi eu heffeithiau llesol ar waith mewn dwy ffordd. Mae'n debyg eu bod yn lleihau llid ac yn newid y signalau sy'n gysylltiedig â chyfathrebu rhwng niwronau. Dydy'r manteision hyn ddim yn gyfyngedig i lus yn unig. Math o gyfansoddyn a geir mewn planhigion yw fflafonoidau (neu bio-fflafonoidau) – o'r gair Lladin *flavus*, sy'n golygu melyn. Maen nhw mewn nifer o fwydydd lliwgar. Awgrymodd nifer o astudiaethau y gall deiet sy'n ymgorffori bwydydd llawn fflafonoidau, fel llus, te gwyrdd, coco a ginkgo biloba, wrthdroi diffygion sy'n gysylltiedig ag oed mewn profion cof gofodol a dysgu. Daw llawer o'r dystiolaeth hon i'r golwg drwy astudio anifeiliaid. Mae gwyddonwyr wedi amseru faint o amser mae llygod mawr sy'n cael llus a fflafonoidau eraill i'w bwyta, yn ei gymryd i ddysgu sut i ddod allan o ddrysfa, o'u cymharu â llygod mawr ar ddeiet normal iddyn nhw.

A all dwy gwpanaid o goco bob dydd gadw problemau cofio draw?

Ym mis Awst 2013 rhoddwyd sylw mawr yn y wasg ryngwladol i astudiaeth ar raddfa fach a oedd yn bennaf yn rhoi adroddiad am ffordd o fesur llif y gwaed i'r ymennydd. Meddai'r *Daily Mail*, 'Drinking hot chocolate could prevent Alzheimer's' ac meddai'r *Sun*, '2 cups of hot chocolate a night could fight dementia'. Fel sy'n digwydd yn aml gyda phethau fel hyn, roedd y casgliadau o'r astudiaeth mewn gwirionedd lawer yn fwy cymhleth nag roedd y newyddion hyn yn ei awgrymu, a doedd yr astudiaeth ddim hyd yn oed yn ymwneud â dementia. Roedd yr ymchwilwyr wedi bwriadu gweld a oedd coco â llawer o fflafonoidau yn fwy effeithiol na choco heb lawer o fflafonoidau i wella llif y gwaed i ymennydd pobl â phwysedd gwaed uchel a/neu ddiabetes. Ni welwyd dim gwahaniaeth rhwng y ddau fath o goco, ond yn y bobl a oedd â llif gwaed arbennig o wael ar y dechrau, fe welwyd ei fod wedi cynyddu a pherfformiad gwybyddol wedi gwella ar ôl iddyn nhw fod yn yfed coco ddwywaith y dydd am fis. Nid oedd dim gwahaniaeth i bobl oedd â llif gwaed normal i ddechrau. Mae'n ymddangos mai'r neges yw y gallai coco helpu i wella cyflymdra prosesu os yw afiechyd fasgwlar neu ddiabetes yn amharu ar lif y gwaed i'r ymennydd.

Does dim astudiaeth ddiffiniol wedi'i gwneud hyd yma i brofi effeithiau llesol fflafonoidau ar bobl, ond mae hwn ar hyn o bryd yn faes ymchwil prysur iawn: mae'r dystiolaeth hyd yma'n addawol iawn ac yn awgrymu y gall fod yn faes gwerth ymchwilio iddo. Yn y cyfamser, mae'n debyg mai'r unig niwed o fwyta llus yn rheolaidd yw'r niwed i'r arian yn eich poced, felly fe all fod yn werth rhoi cynnig arno. Gallwn ddweud yr un peth am goco, ond byddwch yn ofalus na fydd y calorïau ychwanegol sy'n gysylltiedig â'r llaeth a'r siwgr yn golygu'ch bod yn ennill pwysau, neu bydd hynny'n fuan yn dad-wneud unrhyw fuddion posibl.

Er bod gallu rhai bwydydd i gynyddu grym yr ymennydd yn dal i fod yn bosibilrwydd difyr, mae'n amlwg bod rhai mathau o ddeiet yn gysylltiedig â mwy o niwed i gelloedd yr ymennydd, yn enwedig celloedd yr ymennydd yn yr hipocampi – ffurfiau yn yr ymennydd sy'n hanfodol wrth lunio atgofion newydd. Mae bwyta llawer iawn o fraster dirlawn a charbohydradau syml nid yn unig yn gysylltiedig â datblygu gordewdra a chynyddu perygl cael clefyd Alzheimer, ond mae hefyd yn gysylltiedig â newidiadau biolegol yn yr hipocampws ymhell cyn i glefyd Alzheimer ddatblygu. Mae rhai gwyddonwyr hyd yn oed wedi dadlau bod methiant yr hipocampi a achosir gan y math hwn o ddeiet yn ymyrryd â'n gallu i atal ein hunain rhag ymateb i ysgogiadau amgylcheddol sy'n gysylltiedig â bwyd. Yn y pen draw mae hyn yn gwneud i ni fwyta mwy o fwyd nag sydd ei angen arnom pan fydd digon o fwyd o gwmpas, ac felly bydd cylch dieflig yn cael ei greu. Po fwyaf o fraster dirlawn a siwgr a fwytawn, mwyaf tebygol ydym ni o golli cysylltiad â theimladau o fod eisiau bwyd ac o fod wedi cael digon. Wedyn byddwn yn dechrau bwyta wrth ymateb i ysgogiadau allanol, sef yn bennaf pan fydd bwyd ar gael a faint fydd ar ein plât.

Dydy trafod y manteision iechyd cyffredinol sydd i ddeiet cytbwys ddim o fewn cwmpas y llyfr hwn. Mae llawer o gyngor am fwyta'n iach a chanllawiau a argymhellir ar gyfer siwgr a braster ar gael ar wefan NHS UK (gweler 'Cyfeiriadau ac adnoddau defnyddiol' yng nghefn y llyfr hwn am ragor o wybodaeth). Mae llawer o bobl eisoes yn ymwybodol o'r hyn yw deiet iach – cadw ato yw'r broblem. Mae hyn i raddau oherwydd natur tymor hir newidiadau mewn deiet sy'n angenrheidiol i lwyddo, a diffyg canlyniadau ar unwaith. Fodd bynnag, pan ddaw'n fater o sut mae'r cof yn gweithio, mae nifer o bobl yn sôn am 'glirio' eu meddwl ymhen ychydig ddiwrnodau'n unig ar ôl dechrau dilyn deiet isel mewn braster a charbohydradau. Fel yn achos y llus, does gennych ddim byd i'w golli (heblaw pwysau) a phopeth i'w ennill gyda'r dull hwn.

Crynodeb

Mae ymarfer corff a deiet iach yn gwneud y mwyaf o iechyd corfforol. Maen nhw hefyd yn gwneud y gorau o'r ffordd mae'r ymennydd yn gweithio. Gall ymarfer yn wir gynyddu maint yr hipocampi a gwrth-droi dirywiad oherwydd oed. Ar y llaw arall, mae deiet sy'n cynnwys llawer o fraster dirlawn a siwgr yn cyfrannu at wneud i'r hipocampi beidio â gweithio'n iawn gan gynyddu'n sylweddol berygl cael clefyd Alzheimer yn ddiweddarach mewn bywyd. Os ydych o ddifrif am wneud y mwyaf o sut mae eich cof yn gweithio, mae sicrhau bod eich iechyd corfforol yn iawn mor bwysig â'r holl strategaethau cofio yn y llyfr hwn. Er bod hyn yn ymrwymiad oes, mae'n bosibl i'r buddiannau gwybyddol o wneud newidiadau yn y meysydd hyn yn eich bywyd ddod yn amlwg o fewn ychydig ddiwrnodau.

11

Hormonau'n newid

Mae cydbwysedd cywir o estrogen, progesteron, testosteron a hormonau thyroid mor hanfodol i gynnal systemau gwybyddol ag yw maetholion bwyd i gadw'r corff i weithio'n iawn. Mae dwysedd yr hormonau hyn yn aml yn uwch yn yr ymennydd nag yn y llif gwaed. Bydd rhai celloedd yn yr ymennydd yn cynhyrchu eu cyflenwad eu hunain. Felly, mae'n dilyn y gall anghydbwysedd rhwng hormonau gael effaith ddramatig ar sut mae'r ymennydd yn gweithio. Bydd nifer o adegau ym mywyd merch pan fydd lefelau'r hormonau'n amrywio, ac mae'n bosibl eu cysylltu nhw i gyd â cholli'r cof a diffyg canolbwyntio. Mae'r bennod hon yn archwilio rôl bosibl hormonau mewn anawsterau cofio yn ystod cylchred y mislif, yn ystod beichiogrwydd a rhoi genedigaeth, ac yn ystod diwedd y mislif (menopôs) ac wedyn.

Y cof a chylchred y mislif

Bydd nifer o ferched yn gweld newidiadau rheolaidd yn eu hwyliau ar adegau penodol yng nghylchred eu mislif (*menstrual cycle*). Mae llawer iawn o dystiolaeth sy'n awgrymu bod sut mae'r cof yn gweithio hefyd yn amrywio ar draws cylchred y mislif. Bydd merched yn dueddol o berfformio'n well mewn profion gallu geiriol ac mewn tasgau sy'n gofyn am sgiliau motor manwl yng nghanol eu cylchred, ond yn perfformio'n well mewn profion ar allu gofodol yn ystod y mislif. Mae'r amrywiadau hyn mewn perfformiad gwybyddol yn gysylltiedig â'r lefelau amrywiol o estradiol (hormon rhyw pwysig yr ofarïau) drwy gydol cylchred y mislif. Mae cysylltiad cadarnhaol rhwng lefelau estradiol a sgoriau mewn profion ar allu geiriol a chysylltiad â phrofion ar allu gofodol. Er bod y patrymau hyn yn amlwg mewn astudiaethau grŵp, mae i ba raddau y bydd pobl yn sylwi ar yr amrywiadau hyn yn eu bywyd pob dydd yn amrywio'n sylweddol. Yn union fel y bydd hwyliau rhai pobl yn oriog iawn cyn i fislif ddechrau ac eraill prin yn sylwi ar unrhyw newidiadau, felly mae dylanwad amrywiadau normal yr hormonau ar sut mae'r cof yn gweithio yn amrywio. Bydd rhai pobl fel pe baen nhw'n fwy agored i newidiadau nag eraill. Gall cadw dyddiadur o gyfnodau o anghofrwydd eich helpu i nodi unrhyw agweddau cylchredol (*cyclical*) ar broblemau cofio y gallech fod yn eu cael. Os bydd patrwm cylchredol yn dod i'r amlwg, efallai y gallwch drefnu bod ymrwymiadau pwysig yn eich gwaith a'ch bywyd yn osgoi'r adegau pan allech fod yn fwy tebygol o gael anhawster.

Beichiogrwydd a rhoi genedigaeth

Mae newidiadau yn y cof sy'n gysylltiedig â beichiogrwydd a rhoi genedigaeth wedi cael llawer o sylw yn ddiweddar. Gwelodd nifer o astudiaethau fod merched beichiog a mamau newydd yn perfformio'n waeth mewn profion cofio na merched tebyg o ran oed nad ydyn nhw'n feichiog neu sydd heb roi genedigaeth. Mae rhai wedi dadlau bod y problemau cofio hyn yn tarddu'n syml o'r straen a'r colli cwsg sy'n gysylltiedig â beichiogrwydd a gofalu am fabi newydd. Mae straen beichiogrwydd ar y corff yn anferthol. Ydych chi'n cofio'r astudiaethau ym Mhennod 8 o effaith annwyd cyffredin ar sut mae'r cof yn gweithio? Os yw'r gost fetabolaidd o frwydro yn erbyn annwyd syml yn lleihau effeithiolrwydd y cof, does dim rhyfedd fod tyfu person newydd yn cael effaith enfawr.

Fodd bynnag, mae tystiolaeth gynyddol hefyd sy'n awgrymu bod y newidiadau hormonaidd dramatig sy'n digwydd yn ystod beichiogrwydd a rhoi genedigaeth hefyd yn cael effaith uniongyrchol ar sut mae'r ymennydd yn gweithio, yn enwedig y gallu i gofio. Eto, mae rhai merched yn fwy agored i'r newidiadau hyn nag eraill. I'r rhan fwyaf o ferched mae'r problemau cofio sy'n digwydd yn ystod tri mis olaf beichiogrwydd yn dueddol o ddiflannu yn ystod y flwyddyn gyntaf ym mywyd eu plentyn.

Fodd bynnag, mae yna dystiolaeth sy'n awgrymu y gall y problemau hyn barhau'n hirach mewn merched sydd wedi cael amser anodd iawn yn geni plentyn, lle mae lefelau cortisol, yr hormon straen, yn uchel am gyfnod maith, ac o bosibl yn gwneud niwed i gelloedd yr hipocampi.

Mae'n anodd delio â phroblemau'r cof ar ôl rhoi genedigaeth. Mae cymaint o wybodaeth newydd i'w dysgu, a bydd mamau newydd yn aml wedi ymlâdd yn llwyr ac yn bryderus drwy'r amser. Mae derbyn bod y problemau hyn yn gyffredin a chael cefnogaeth gan famau newydd eraill yn gallu helpu. Fel yn achos mathau eraill o anhawster cofio, bydd sefydlu trefn glir, derbyn pob cymorth y gallwch ei gael a pheidio â disgwyl gormod ohonoch chi'ch hun, yn enwedig yn y dyddiau cynnar, hefyd yn ysgafnhau'r baich ar eich cof nes i bethau ddod yn normal eto.

Diwedd y mislif ac ar ôl diwedd y mislif

Yn y DU, 52 yw'r oed ar gyfartaledd ar gyfer diwedd y mislif. Pan fydd yn digwydd cyn 45 oed, mae hyn yn gynamserol. Wrth i lefelau'r estrogen ddisgyn, bydd y mislif yn digwydd yn llai aml a bydd nifer o ferched yn cael amrywiaeth o symptomau, gan gynnwys pyliau poeth (a elwir weithiau'n 'hafau personol' neu'n 'eiliadau trofannol'), chwysu yn y nos, methu â chysgu (weithiau'n waeth oherwydd hunllefau byw), y croen yn cosi a hwyliau oriog. Bydd merched yn aml yn sylwi bod mwy o broblemau cofio yn ystod diwedd y mislif.

Stori Jean

Pan gyrhaeddais 50 roeddwn i'n meddwl 'mod i'n mynd yn wallgof. Yn sydyn roeddwn yn teimlo fel pe bai fy ymennydd yn llawn gwlân cotwm. Byddwn yn ceisio darllen papur newydd ac ymhen amser yn gweld 'mod i'n syllu ar dudalen ac yn sylweddoli bum munud yn ddiweddarach nad oedd dim byd wedi aros yn fy meddwl. Byddwn yn mynd i mewn i ystafell heb ddim syniad pam oeddwn wedi mynd i mewn iddi. Byddwn yn dechrau sgwrs ac yna'n anghofio'n llwyr beth oeddwn ar fin ei ddweud. Roedd fy mhlant yn cael sbri am y peth, yn dweud bod dementia gen i, a minnau'n cyd-weld, ond yn fy meddwl fy hun roeddwn i'n ofnus iawn. Er nad oes dim hanes yn y teulu, roeddwn yn siŵr fod clefyd Alzheimer arna i.

Peryglon a manteision therapi amnewid hormonau

Dangosodd astudiaethau y gall therapi amnewid hormonau (HRT) gael effaith lesol ar sut mae'r cof yn gweithio mewn rhai merched, ond mae'r amseru'n hanfodol bwysig. Os dechreuir cymryd HRT yn ddi-dor pan fydd diwedd y mislif yn dechrau'n naturiol, a phan gaiff ei gymryd am ddwy flynedd neu dair, mae'n gysylltiedig â llai o berygl cael problemau cofio yn ddiweddarach mewn bywyd. Mae rhai astudiaethau'n awgrymu y gall yr effeithiau amddiffynnol hyn bara hyd at 10–15 mlynedd ar ôl gorffen cymryd yr HRT. Fodd bynnag, pan fydd merched hŷn â'r mislif eisoes wedi dod i ben yn dechrau cymryd HRT, mae fel petai'n gysylltiedig â mwy o berygl cael dementia. Mae'n ymddangos bod 'tuedd celloedd iach' mewn estrogen wrth iddo weithio ar yr ymennydd. Pan fydd niwronau iach yn agored i estrogen, mae hynny'n cael effaith lesol ar eu parhad, ond mae fel pe bai'n gwneud dirywiad niwronau sydd eisoes wedi'u peryglu yn waeth.

Bydd tynnu'r groth a'r ofarïau drwy lawdriniaeth yn digwydd yn aml i ferched cyn diwedd y mislif i drin anhwylderau gynaecolegol diniwed. Mae hyn mewn gwirionedd yn eu hamddifadu o sawl blwyddyn o gael estrogen. Gwelodd astudiaethau a oedd yn cymharu merched a gafodd HRT yn union ar ôl y triniaethau hyn â merched na chawson nhw'r HRT, ei fod fel pe bai'n amddiffyn sgiliau cofio. Gwelodd astudiaethau tymor hir fod merched sy'n cael y math hwn o lawdriniaeth ond wedyn yn cymryd HRT nes iddyn nhw gyrraedd 50 oed (sef tuag adeg diwedd naturiol y mislif) heb fwy o berygl o niwed gwybyddol na dementia, a bod eu sgiliau cofio yn debyg i rai merched a oedd wedi mynd drwy ddiwedd y mislif yn naturiol yn 50 oed.

Crynodeb

Mae hormonau'n cael effaith uniongyrchol ar weithredu gwybyddol. Mae'r amrywiadau naturiol sy'n gysylltiedig â chylchred y mislif yn dylanwadu ar sut mae'r cof yn gweithio. Mae beichiogrwydd, y cyfnod ar ôl rhoi genedigaeth a diwedd y mislif hefyd yn gallu effeithio'n sylweddol ar y cof. Gall gwybod bod hyn yn beth cyffredin helpu pobl i ddelio â'r sefyllfa. Mae pobl sy'n cymryd HRT adeg diwedd y mislif yn dueddol o gael llai o broblemau cofio na phobl nad ydyn nhw'n cymryd HRT, ond mae llawer o amrywio unigol yn yr ymateb i ddiwedd y mislif ac i HRT. Bydd rhai pobl yn mynd drwy'r cyfnod yn ddiffwdan, ac eraill yn dioddef yn wirioneddol.

Mae fel petai'r dystiolaeth yn dangos, os ydych yn dechrau cymryd HRT wrth i ddiwedd y mislif ddechrau ac yn ei gymryd am rai blynyddoedd, ei fod yn gallu eich amddiffyn rywfaint rhag problemau cofio sylweddol yn ddiweddarach mewn bywyd. Pan mae diwedd y mislif yn dod yn gynnar, mae'n debyg bod cymryd HRT nes byddai'r mislif wedi dod i ben yn naturiol, hefyd yn amddiffyn gallu'r cof. Fodd bynnag, does dim manteision o gymryd HRT yn ddiweddarach mewn bywyd, ac mae rhai astudiaethau wedi awgrymu bod cymryd HRT dros 65 oed, neu ddechrau ei gymryd ymhell ar ôl i'r mislif ddod i ben, yn gallu bod yn niweidiol. Dylech drafod cymryd HRT â'ch meddyg yn ofalus, gan fod y peryglon a'r manteision yn mynd lawer ymhellach na'r agweddau gwybyddol.

12

Dirywiad gwybyddol normal gydag oed

Cyflwyniad

Er ein bod yn gyfreithiol yn galw unrhyw un dros 18 oed yn oedolyn, nid yw'r ymennydd dynol yn aeddfedu'n llwyr tan ganol yr ugeiniau. Y llabedau blaen (*frontal lobes*) (y rhannau o'r ymennydd y tu ôl i'ch talcen) yw'r rhannau olaf i aeddfedu. Y llabedau blaen sy'n gyfrifol am y rhan fwyaf o'r nodweddion sy'n ein gwneud yn oedolion, gan gynnwys y gallu i gynllunio a dilyn gweithrediadau, pwyso a mesur tystiolaeth a gwneud penderfyniadau, a rhagweld canlyniadau uniongyrchol a chanlyniadau ehangach yr hyn a wnawn. Mae i'r llabedau blaen ran bwysig hefyd wrth ein helpu i ddyfalu cyflwr meddyliol pobl eraill, a myfyrio ar ein hymddygiad ein hunain a dod i'w ddeall. Y rheswm pam mae plant a phobl yn eu harddegau mor wael yn gwneud y pethau hyn yw bod eu llabedau blaen heb aeddfedu hyd yma. Mae'r ffaith hon wedi'i defnyddio hyd yn oed mewn amddiffyniad yn erbyn cyhuddiadau o lofruddio yn erbyn pobl ifanc yn UDA.

> **Achos Christopher Simmons**
>
> Bachgen ysgol 17 oed oedd Christopher Simmons pan gafodd ei gyhuddo o lofruddio Shirley Crook, gwraig tŷ 46 oed o Missouri, yn 1993. Bu farw Mrs Crook o ganlyniad i ymosodiad ciaidd a didrugaredd. Pan gafodd ei arestio, cyfaddefodd Simmons yn fuan

iawn i'r llofruddiaeth. Cyflwynwyd tystiolaeth glir i'r llys o fwriad ymlaen llaw a chlywyd gan dystion a ddywedodd iddo fod yn brolio am y drosedd wedyn. Cafodd y rheithgor ef yn euog, gan argymell dedfryd o farwolaeth, yn rhannol am fod yr ymosodiad mor ddireswm o dreisgar. Apeliodd Simmons ac aeth yr achos i'r Goruchaf Lys, lle clywyd tystiolaeth gan niwrowyddonwyr yn dadlau nad oedd ymennydd Simmons, yn 17 oed, yn ddigon aeddfed iddo fod yn hollol ar fai am y drosedd. Er bod tystiolaeth glir o fwriad ymlaen llaw, y gred oedd nad oedd Simmons yn hollol abl i sylweddoli canlyniadau llawn ei weithredoedd. Newidiwyd ei ddedfryd i garchar am oes. O ganlyniad i'r achos hwn, penderfynodd Goruchaf Lys yr Unol Daleithiau ei bod yn anghyfansoddiadol i bennu'r gosb eithaf am droseddau pobl ifanc dan 18 oed. Roedd y penderfyniad yn gwrth-droi statudau mewn 25 o daleithiau America a oedd gynt wedi gosod y gosb ar oed iau.

Er ei bod yn cymryd ugain mlynedd i'r ymennydd aeddfedu, bydd rhai gweithrediadau eisoes wedi dechrau dirywio erbyn i ni gyrraedd 30 oed. Mae dirywiad mewn gweithredu gwybyddol oherwydd oed yn dueddol o ddilyn patrwm penodol, a bydd rhai galluoedd yn cael eu cadw ac eraill yn dirywio ar wahanol gyflymder yn ystod ein bywydau. Credir bod i'r newidiadau hyn rai manteision o ran esblygiad, a doethineb a gwybodaeth yn mynd yn gryfach na medrusrwydd corfforol wrth i ni fynd yn hŷn.

Bydd seicolegwyr yn rhannu gweithredu gwybyddol yn wahanol feysydd. Mae yna bedwar prif allu sy'n ffurfio gweithredu deallusol – sut rydym yn deall y byd ac yn rhyngweithio ag ef.

Dealltwriaeth eiriol

Mae dealltwriaeth eiriol yn mesur pa mor dda y gallwch ddeall a defnyddio iaith. Gall hyn gynnwys cwmpas eich geirfa a hefyd pa mor dda rydych yn deall cysyniadau haniaethol ac yn gallu eu mynegi. Mae dealltwriaeth eiriol hefyd yn cynnwys gwybodaeth gyffredinol am y byd. Fel arfer, bydd y galluoedd hyn yn dal i ddatblygu drwy gydol ein bywyd, hyd yn oed i'n saithdegau. Hyd yn oed yn hen iawn (dros 80 oed) bydd y galluoedd hyn fel arfer yn parhau ac nid ydyn nhw'n dueddol o ddirywio'n sylweddol gydag oed mewn unigolion iach. Yn draddodiadol caiff y galluoedd hyn eu galw'n ddoethineb, ac o hynny y daw'r syniad eu bod yn gryfach yn yr hen nag yn yr ifanc.

Rhesymu cysyniadol

Rhesymu cysyniadol (*perceptual reasoning*) yw'r gallu i sylwi ar batrymau gweledol a gwneud synnwyr o berthynas tri dimensiwn. Mae darllen map ben i waered neu allu cwblhau Ciwb Rubik yn gofyn am sgiliau rhesymu cysyniadol da. Os oes gennych sgiliau rhesymu cysyniadol sydd wedi'u datblygu'n dda, byddwch yn gallu edrych ar daflen o gyfarwyddiadau gosod dodrefn IKEA a gweld ar unwaith yn eich meddwl sut mae'r darnau'n dod at ei gilydd. Er bod pobl sydd â sgiliau dealltwriaeth eiriol da hefyd yn dueddol o fod yn dda yn cyflawni'r tasgau hyn, nid yw'r ddau beth bob amser yn mynd law yn llaw. Weithiau gall pobl fod yn rhagorol yn y naill faes ac yn anobeithiol yn y llall. Mae'n debyg fod gan enynnau ran fawr yn y broses o benderfynu'ch cryfderau a'ch gwendidau ar draws y meysydd gwybyddol. Yn wahanol i ddeheurwydd geiriol, mae'n ymddangos bod rhesymu cysyniadol yn cyrraedd ei anterth pan ydych yn ifanc a medrusrwydd yn parhau'n weddol sefydlog o 16 oed tan ganol y tridegau. Fodd bynnag, bydd y galluoedd hyn wedyn yn dechrau dirywio'n gyson dros y degawdau sy'n dilyn tan i ni fynd yn hen, a'r dirywiad cyflymaf rhwng canol y pedwardegau a chanol y chwedegau.

Wrth archwilio effeithiau heneiddio ar weithredu gwybyddol, mae'n bwysig ystyried eich medrusrwydd pan oeddech yn iau. Os nad ydych erioed wedi gallu darllen mapiau'n dda, does dim syndod eich bod yn cael anhawster i blygu neu agor coets fach dwt, fodern eich ŵyr neu eich wyres newydd pan ddowch ar ei thraws am y tro cyntaf yn hanner cant oed.

Cof gweithio

Cof gweithio yw'r gallu i gadw darn o wybodaeth yn eich pen a'i drin ar yr un pryd. Mae rhifyddeg pen yn dibynnu ar gof gweithio; mae angen i chi gadw'r ffigurau yn eich pen a'u trin ar yr un pryd er mwyn llwyddo. Byddwn yn defnyddio cof gweithio drwy'r amser i gynllunio a gwneud penderfyniadau, yn enwedig wrth weithio ar logisteg unrhyw sefyllfa benodol. Mae cof gweithio yn sail i nifer o dasgau pob dydd. Dangosodd astudiaethau fod sgiliau cof gweithio wedi datblygu erbyn 18 oed ac yn parhau'n sefydlog tan ganol y pumdegau. Wedyn maen nhw'n dechrau dirywio'n raddol. Bydd anawsterau wrth ddal i ganolbwyntio ac anawsterau newydd wrth golli rhediad sgwrs yn aml yn dechrau dod yn amlwg yng nghanol y pumdegau. Fel arfer mae'r anawsterau hyn yn deillio o ddirywiad yn y cof gweithio oherwydd oed.

Cyflymdra prosesu

O'r pedwar prif faes deallusol, cyflymdra prosesu yw'r gweithrediad sy'n dangos y dirywiad mwyaf trawiadol oherwydd oed. Mae cyflymdra prosesu'n cyfeirio at y cyflymdra rydym yn gallu cymryd gwybodaeth o'r byd y tu allan ac ymateb iddi. Mae astudiaethau o amser ymateb wedi dangos nad oes llawer o newid yn digwydd tan tua 50 oed mewn tasgau syml sy'n gofyn i rywun wneud dim mwy na phwyso botwm mor gyflym â phosibl i ymateb i arwydd. Fodd bynnag, pan fydd y dasg yn fwy cymhleth ac yn cynnwys elfen o benderfynu (e.e. 'Pwyswch y botwm ar y dde pan fyddwch yn gweld cylch glas ar y sgrin') bydd arafu mewn cyflymdra prosesu yn dod yn amlwg mor ifanc â diwedd yr ugeiniau. Erbyn canol y pumdegau mae'r arafu hwn yn dechrau dod yn amlwg mewn bywyd pob dydd. Mewn amgylchiadau prysur, lle mae llawer o wybodaeth i'w chymryd i mewn, efallai y bydd angen ailadrodd gwybodaeth wrth bobl, neu maen nhw'n colli darnau allweddol o wybodaeth os ydyn nhw'n cael eu cyflwyno'n rhy gyflym a hwythau'n dal i brosesu'r pethau sydd wedi'u dweud yn gynharach. Mewn swyddfeydd prysur ac mewn cyfarfodydd lle mae'r sgwrs yn llifo'n gyflym a nifer o syniadau'n cael eu cyflwyno, gall prosesu arafach fod yn gyfrifol am bobl yn colli penderfyniadau a sgyrsiau allweddol. Dod o hyd i ffyrdd o arafu cyflymdra'r wybodaeth yw'r ffordd fwyaf effeithiol o ddelio â'r dirywiad normal hwn oherwydd oed. Gall hyn gynnwys cyflwyno strwythur clir mewn cyfarfodydd swyddfa a sicrhau eu bod yn cael eu cadeirio'n fedrus, gan grynhoi ar ôl trafod pob testun cyn symud ymlaen i'r nesaf. Bydd y strategaethau hyn yn gweithio'n dda os mai chi sy'n eu rheoli. Fodd bynnag, i'r mwyafrif ohonom nid ni sy'n eu rheoli.

Os nad ydych yn gallu gwneud llawer i arafu llif allanol gwybodaeth, y peth gorau i chi wedyn yw recordio'r wybodaeth i helpu'ch cof, ac wedyn byddwch yn gallu ystyried y manylion wrth eich pwysau. Efallai mai Dictaphone, pen Livescribe a chymryd nodiadau'n effeithiol fydd yr ateb i leihau'r lletchwithdod a'r niwsans y gall prosesu araf eu hachosi mewn sefyllfaoedd proffesiynol (gweler 'Cyfeiriadau ac adnoddau defnyddiol' ar dudalen 117). Mewn sefyllfaoedd cymdeithasol mae hyn fel arfer yn llai o broblem os byddwch yn cymdeithasu â phobl o oed tebyg, gan fod y sgwrs yn naturiol yn addasu i'r cyflymdra cyffredin. Fodd bynnag, mae'n fuddiol bod yn ymwybodol o'r dirywiad graddol, naturiol mewn cyflymdra prosesu wrth siarad â phobl sy'n hŷn na chi, hyd yn oed y rheiny sydd heb nam gwybyddol amlwg, ac addasu llif y wybodaeth yn unol â hynny, gan ategu hyn drwy ailadrodd neu gadarnhau gwybodaeth yn ysgrifenedig pan fydd yn briodol.

Sgiliau cofio

Mae hefyd yn wir fod sgiliau cofio'n dirywio'n naturiol gydag oed. Bydd y dirywiad hwn yn effeithio ar ddysgu defnydd newydd ac, i raddau llai, ar adalw gwybodaeth sydd wedi'i dysgu'n dda. Mae sut mae'r cof yn gweithio yn dirywio'n raddol o ganol oed tan ganol y chwedegau. Fodd bynnag, ar ôl 70 oed mae'r dirywiad hwn yn cyflymu hyd yn oed mewn unigolion sydd fel arall yn iach. Yn yr un modd ag y bydd ein croen yn heneiddio, mae'r newidiadau hyn yn adlewyrchu proses heneiddio naturiol yr ymennydd. Fel yn achos pob agwedd arall ar heneiddio, mae gwahaniaethau unigol sylweddol yng nghyflymdra a graddau'r dirywio. Eich genynnau a fydd yn penderfynu hyn, a'ch amgylchedd a'ch iechyd corfforol (gweler Penodau 10 ac 11). Bydd dirywiad normal y cof gydag oed yn effeithio'n bennaf ar y gallu i gymryd gwybodaeth newydd i mewn. Gallu arall sydd fel pe bai'n arbennig o agored i ddioddef gydag oed yw'r gallu i gofio ffynhonnell gwybodaeth newydd a manylion am y cyddestun. Credir bod yr anhawster hwn yn gyfrifol am rywfaint o'r ailadrodd mewn sgwrs sy'n cynyddu gyda henaint.

Nam gwybyddol ysgafn

Nam gwybyddol ysgafn (MCI: *mild cognitive impairment*) yw'r term a ddefnyddir am anawsterau cofio y tu hwnt i'r rheiny sy'n gysylltiedig â dirywio normal gydag oed ond heb fod yn ddigon sylweddol i ymyrryd â gweithgareddau dyddiol unigolyn. Mae nifer o wahanol resymau dros MCI, ac mae disgrifiad o nifer ohonyn nhw yn y llyfr hwn, ond mewn pobl oedrannus mae MCI yn aml yn arwydd bod dementia'n dechrau. Gall pobl sydd ag anawsterau ychwanegol mewn meysydd ar wahân i'r cof fod yn fwy tebygol o gael dementia na phobl sydd ag anawsterau sy'n gyfyngedig i'r cof. Mewn rhai achosion bydd MCI yn dal i fod yn sefydlog dros gyfnod, a gall fod yn ddim ond pegwn y dirywiad wrth heneiddio. Pan fydd MCI yn digwydd oherwydd iselder neu orbryder a'r broblem sylfaenol yn cael ei thrin, yn aml gall y symptomau ddiflannu.

Bydd sganiau MRI yn aml yn dangos colli breithell (*grey matter*) yn ymennydd pobl sydd ag MCI. Mae hyn yn tueddu i ddigwydd ar hyd continwwm, gyda pheth colli breithell yn gysylltiedig ag MCI a cholli mwy helaeth i'w weld mewn clefyd Alzheimer. Ar hyn o bryd does dim triniaethau sydd wedi'u profi ar gyfer MCI, er bod rhai astudiaethau wedi sôn fod pobl sy'n cymryd asid ffolig ac atchwanegion Fitamin B12 yn rheolaidd yn llai tebygol o ddatblygu clefyd Alzheimer na phobl nad ydyn nhw'n cymryd yr atchwanegion hyn. Rydym ni'n gwybod bod y fitaminau hyn yn rhwystro cynhyrchu'r asid amino homocystein ac mae lefelau uchel o hwn yn y gwaed wedi'u cysylltu â mwy o berygl o gael dementia, felly fe all fod rhyw wirionedd yn hyn. Mae buddiannau'r atchwanegion hyn heb eu profi hyd yma gyda threial clinigol ar hap wedi'i reoli, ond fel yn achos y llus a drafodwyd ym Mhennod 10, does dim llawer i'w golli drwy ychwanegu'r fitaminau hyn at eich deiet, ac fe allech fod ar eich ennill.

Ei ddefnyddio neu ei golli?

Mewn iechyd corfforol, mae'n amlwg po fwyaf yr ydych yn defnyddio'ch corff, mwyaf heini fyddwch chi. Pan fydd pobl yn sâl ac yn gaeth i'r gwely, gall eu cyhyrau ddechrau nychu ymhen dim ond ychydig ddiwrnodau. Yn yr un modd, gwelodd gofodwyr ar yr Orsaf Ofod fod eu cyhyrau'n dechrau nychu ar ôl dim ond 72 awr o ddiffyg pwysau. Mae defnyddio'r cyhyrau'n gyson yn cynnal llif gwaed iach ac yn sicrhau bod digon o ocsigen yn cyrraedd y feinwe i'w chadw'n iach. Ond a ydy hi'n bosibl dweud yr un peth am yr ymennydd? Mae ffyrdd o fyw sy'n ymgorffori llawer o ysgogi ymenyddol, sef 'ffyrdd gwybyddol weithgar o fyw', fel maen nhw'n cael eu galw, wedi bod yn destun llawer o waith ymchwil yn y blynyddoedd diwethaf. Mae digon o dystiolaeth fod llai o berygl i bobl sydd â ffordd wybyddol weithgar o fyw gael problemau cofio yn eu henaint, ond gallai hynny hefyd fod yn ganlyniad yn ogystal ag achos. Wedi'r cyfan, un o nodweddion cynharaf dirywiad cynyddol yn y ffordd mae'r cof yn gweithio yw'r teimlad 'mae'n ormod o ffwdan' sy'n dod gyda gweithgarwch sy'n herio'r meddwl. Mae'n synhwyrol meddwl y gall diffyg ymwneud â gweithgareddau sy'n herio'r meddwl gael ei achosi'n uniongyrchol gan batholeg sylfaenol yr ymennydd. Fodd bynnag, mae hefyd yn bosibl fod y cysylltiadau clir rhwng y broses o gofio'r hyn sydd wedi'i ddysgu a ffordd wybyddol weithgar o fyw yn deillio o'r ffaith fod ysgogiad meddyliol yn arafu dirywiad y cof drwy greu rhyw fath o gronfa feddyliol wrth gefn. Cwestiwn yr iâr a'r wy yw hyn ac mae ymchwilwyr wedi bod yn gweithio'n galed i'w ateb. Yn 2013, daeth ymchwilwyr o Brifysgol Rush yn Chicago gam yn nes at ddatrys y benbleth.

Cadw dementia draw

Mae ymchwilwyr o Chicago wedi bod yn dilyn dros 1,500 o bobl dros 55 oed er 1997. Mae'r rhai sy'n cymryd rhan yn yr astudiaeth yn cael profion cof rheolaidd ac maen nhw wedi llenwi nifer o holiaduron am eu bywydau dros yr 16 mlynedd diwethaf ac yn parhau i wneud hynny. Gofynnodd yr ymchwilwyr i'r rhai oedd yn cymryd rhan pa mor aml y bydden nhw'n darllen llyfrau, yn ysgrifennu llythyron ac yn chwilio am wybodaeth newydd pan oedden nhw'n blant, yn oedolion ifanc ac yn eu canol oed. Gwelson nhw fod bod yn wybyddol weithgar yn gynharach ac yn ddiweddarach mewn bywyd yn gysylltiedig â gwell perfformiad mewn profion cof ar ôl i bobl gyrraedd eu henaint. Gwelodd yr ymchwilwyr, o'u cymharu â faint roedd y sgiliau cofio'n arafu ar gyfartaledd yn y dirywiad oherwydd oed, fod sgiliau cofio yn dirywio 42 y cant yn gyflymach yn y rhai nad oedden nhw'n darllen nac yn ysgrifennu'n aml pan oedden nhw'n ifanc, a 32 y cant yn arafach yn y rheiny a oedd wedi bod yn wybyddol weithgar iawn ers pan oedden nhw'n ifanc.

Mae yna hefyd lawer o dystiolaeth bod pobl sy'n cynnal bywyd cymdeithasol gweithgar yn dueddol o gael llai o afiechydon sy'n ymwneud â'r cof na'r rheiny sy'n mynd yn unig wrth fynd yn hŷn.

Felly, a oes unrhyw beth y gallwch chi ei wneud i arafu'r dirywiad anorfod mewn sgiliau cofio wrth i chi fynd yn hŷn? Yr ateb yw 'oes'. Darllenwch fwy o lyfrau, chwaraewch fwy o gemau, gwnewch fwy o bosau a daliwch ati i gymdeithasu. Ni ddylai cadw'ch ymennydd yn fywiog fod yn waith anodd; does neb yn awgrymu i chi fynd yn ôl i'r ysgol, ond chwiliwch am rywbeth rydych chi'n ei fwynhau, rhywbeth sy'n gwneud i chi feddwl, a gofalwch fod gennych amser i'w wneud yn rheolaidd. Mae dysgu sgìl newydd i'w weld yn strategaeth arbennig o effeithiol. Dangosodd un astudiaeth fod dysgu jyglo yn cynyddu maint yr ymennydd. I nifer o bobl sy'n gweithio amser llawn, mae eu gwaith yn ateb eu hanghenion a mwy yn y maes hwn. Felly wrth i bobl nesáu at ymddeol, mae'n arbennig o bwysig iddyn nhw feddwl sut byddan nhw'n ysgogi digon ar eu meddwl. Mae Prifysgol y Drydedd Oes (U3A) yn adnodd rhagorol i bobl hŷn nad ydyn nhw bellach mewn gwaith amser llawn ond sy'n dal i chwilio am her i'r meddwl. Mae'n darparu cyfleoedd i aelodau barhau i ddysgu, nid er mwyn cael cymwysterau ond i gael hwyl (gweler 'Cyfeiriadau a ffynonellau defnyddiol', tudalen 128, am ragor o wybodaeth).

13

Amnesia

Daw'r gair 'amnesia' o'r geiriau Groeg *a*, sy'n golygu 'heb', a *mnesia*, 'cof', ac mae'n cyfeirio at golli'r cof yn llwyr. Bydd cyfnodau byr o amnesia yn digwydd pan fydd yr ymennydd yn methu â phrosesu gwybodaeth newydd yn iawn am ryw reswm, fel arfer oherwydd salwch, anaf, anghydbwysedd cemegol neu, yn anaml iawn, trawma seicolegol difrifol.

Cyflyrau niwrolegol

Gall nifer o gyflyrau niwrolegol achosi cyfnod byr o amnesia. Bydd pobl sydd ag epilepsi yn aml yn methu â chofio'r hyn sy'n digwydd yn ystod eu trawiadau; os ydyn nhw'n cael trawiadau clonig atgyfnerthol (*tonic clonic seizures*) cyffredinol (disgyn i'r llawr, y corff yn ysgwyd yn wyllt) maen nhw bob amser yn anghofio'r digwyddiad yn llwyr. Yn ystod y mathau hyn o drawiadau bydd gweithgarwch normal yr ymennydd yn peidio, ac felly bydd yn methu prosesu'n iawn y wybodaeth sy'n dod i mewn. Nid mater yw hyn fod yr atgofion rywsut yn cael eu 'cloi' y tu mewn i'r ymennydd; dydy'r wybodaeth newydd ddim yn cael ei phrosesu ac felly bydd hi'n amhosibl ei hadalw'n ddiweddarach. Weithiau gall gymryd ychydig amser i'r ymennydd ymadfer wedi trawiadau mawr a gall y cyfnod o amnesia ymestyn am ychydig oriau wedyn. Mae meddygon yn galw hyn yn gyfnod 'post-ictal' ('post' = 'wedi', 'ictal' = 'trawiad'). Er bod nifer o bobl sydd ag epilepsi yn gallu cael problemau cofio ar ddiwrnodau pan na fyddan nhw'n cael trawiadau, mae'r math pur hwn o amnesia'n dueddol o fod yn gyfyngedig i ddigwyddiadau yn union cyn, yn ystod ac wedi trawiad.

Fodd bynnag, mae yna fath prin o epilepsi a elwir yn amnesia epileptig byrhoedlog (TEA: *transient epileptic amnesia*), a'r pryd hwnnw yr unig arwydd fod rhywbeth o'i le yw bod yr unigolyn yn sydyn yn methu â chofio pethau. Gall hyn gynnwys digwyddiadau yn y pythefnos diwethaf neu ddigwyddiadau lawer ymhellach yn ôl. Bydd pobl sydd â'r cyflwr hwn hefyd yn ei chael yn anodd iawn cadw unrhyw wybodaeth newydd y maen nhw'n ei chael tra bydd y trawiad yn digwydd, ond gallan nhw barhau i sgwrsio a gwneud gweithgareddau arferol. Mewn un achos enwog y soniwyd amdano mewn llenyddiaeth feddygol, llwyddodd un dyn i chwarae gêm gyfan o golff yn ystod un o'r trawiadau hyn. Er y bydd bylchau mawr yn agor a bod pobl yn methu ag adalw darnau helaeth o wybodaeth o'r gorffennol yn ystod y trawiadau hyn, maen nhw'n gwybod pwy ydyn nhw ac yn dueddol o adnabod y bobl o'u cwmpas. Nid yw meddygon o hyd yn gwybod rhyw lawer am y cyflwr anarferol hwn, ond mae'n ymddangos bod rhyw weithgarwch abnormal yn y rhan o'r ymennydd sy'n atgyfnerthu'r cof gan rwystro unrhyw atgofion newydd dros dro rhag ffurfio am ychydig oriau. Mae'n dueddol o effeithio ar bobl yn eu chwedegau cynnar ac ar fwy o ddynion nag o ferched. Bydd yr ymosodiadau'n dueddol o ddigwydd yn y bore ac fel arfer yn para llai nag awr, er bod rhai achosion pan mae'r amnesia wedi para am ddiwrnodau. Credir ar hyn o bryd mai math prin o epilepsi yw hyn, er bod ymchwilwyr sy'n gweithio yn y maes yn credu ei bod hi'n fwy na thebyg nad oes diagnosis llawn wedi'i wneud ohono ac y gall fod yn fwy cyffredin nag y mae'r ystadegau cyfredol yn ei awgrymu.

Bydd pobl sy'n cael anaf difrifol i'r pen hefyd yn cael cyfnodau o amnesia pan maen nhw'n methu cofio'r digwyddiadau cyn nac ar ôl yr ergyd a achosodd yr anaf. Yn gyffredinol, bydd hyd yr amnesia yn cyd-fynd â difrifoldeb yr anaf i'r pen, yn gymaint felly fel y bydd meddygon yn rheolaidd yn defnyddio hyd yr amnesia wedi trawma (PTA: *post-traumatic amnesia*) i asesu pa mor ddifrifol y mae anaf y claf i'w ben. PTA yw faint o amser y mae'n ei gymryd i rywun sydd wedi cael anaf i'r pen ddechrau cofio pethau yn barhaus eto. Mae hyn yn aml ymhell ar ôl i'r claf ddod ato'i hun, ac mewn achosion difrifol gall bara misoedd. Mewn anafiadau pen difrifol iawn bydd pobl weithiau'n methu â chofio'r digwyddiadau a arweiniodd at y ddamwain. Gelwir hyn yn amnesia gwrthredol (*retrograde*). Fel pobl sydd ag epilepsi, bydd pobl sy'n gwella ar ôl anafiadau i'r pen yn aml yn cael problemau difrifol i gofio ar ôl gwella.

Yn fwy anaml, gall niwed parhaol ddigwydd i allu'r ymennydd i brosesu gwybodaeth newydd. Cyflwr yw amnesia blaenredol (*anterograde*) lle bydd rhywun yn methu'n llwyr â ffurfio unrhyw atgofion newydd o gwbl. Os caiff canolfannau prosesu'r ymennydd niwed mae'n amhosibl ei wella, ni fydd dim byd byth yn cael ei brosesu'n ddigon dwfn i gael ei gofio'n ddiweddarach. Bydd pobl sydd ag amnesia blaenredol dwys iawn yn byw mewn 'presennol' parhaol. Maen nhw'n methu ag adalw beth ddigwyddodd hyd yn oed hanner awr cyn hynny. Yn gyffredinol, bydd eu cof am ddigwyddiadau cyn i'r amnesia ddechrau yn parhau'n gyflawn, ac felly maen nhw'n gallu cofio'u henw a'u manylion hunangofiannol. Maen nhw hefyd yn gallu siarad, darllen, canu'r piano, reidio beic, ac ati. Yn sylfaenol bydd unrhyw wybodaeth a ddysgwyd cyn i'r amnesia ddechrau yn dal i fod yno, ond maen nhw'n methu â dysgu dim byd newydd.

Henry Molaison (H.M.), 1926–2006

Gweithiwr llaw 27 oed o Ganada oedd Henry Molaison yn 1953 pan gafodd lawdriniaeth arbrofol newydd am ei epilepsi. Tynnwyd ei ddau hipocampws gan ei lawfeddyg i geisio gwella'i epilepsi. Llwyddodd y llawdriniaeth i atal ei drawiadau, ond bu'n rhaid i Henry dalu pris arswydus. O'r diwrnod pan wnaed y llawdriniaeth tan y dydd y bu farw 53 blynedd yn ddiweddarach roedd ganddo amnesia dwys ac roedd yn methu â dysgu dim gwybodaeth newydd o gwbl. Roedd fel pe bai ei fywyd wedi aros yn ei unfan yn 1953. Bu ei amnesia dwys yn destun dros 500 o astudiaethau gwyddonol o'r cof ac fe ddysgodd i ni lawer iawn am strwythurau hanfodol yr ymennydd sy'n angenrheidiol ar gyfer cofio.

Er bod nifer o gyflyrau gwahanol iawn yn gallu arwain at amnesia blaenredol, maen nhw i gyd, diolch byth, yn eithaf prin. Mae'r mwyafrif yn gysylltiedig â phroblemau sy'n dod yn eithaf sydyn. Gall amnesia blaenredol ddatblygu ar ôl haint y firws *herpes simplex* os bydd y claf yn cael enceffalitis. Mae cael haint y firws *herpes simplex* yn gyffredin iawn, ac mae fwyaf amlwg fel briwiau annwyd o gwmpas y geg. Pan fydd rhywun wedi cael yr haint, ni fydd y firws byth yn gadael y corff, ond nid yw hyn fel arfer yn broblem gan fod y corff yn cynhyrchu gwrthgyrff sy'n atal y firws rhag ymledu i fannau eraill. Gall olygu bod briwiau annwyd yn dod eto o bryd i'w gilydd, ond fel mae unrhyw un sy'n eu cael nhw yn gwybod, maen nhw'n dueddol o ddod yn ôl yn yr un man bob tro. Mewn achosion prin iawn bydd y firws yn ailgychwyn ac yn symud ar hyd celloedd y nerfau i'r ymennydd. Yno maen nhw'n dueddol o ffafrio llabedau'r arlais (*temporal lobes*), sef y prif strwythurau yn yr ymennydd ar gyfer y cof. Os ydy hyn yn digwydd, bydd y claf yn datblygu enceffalitis – sef llid yr ymennydd. Mae hwn yn gyflwr difrifol iawn: heb ei drin bydd dau o bob tri yn marw. Hyd yn oed pan gaiff ei drin bydd mwyafrif y bobl sy'n gwella yn cael problemau niwrolegol difrifol, gan gynnwys anawsterau dwys i gofio.

Mae'r niwed i'r ymennydd mae rhai mathau o strôc yn ei achosi hefyd yn gallu arwain at ddatblygu amnesia blaenredol dwys, yn enwedig os oes rhywbeth yn tarfu ar gyflenwad y gwaed i'r rhydweli ymenyddol (*cerebral artery*) canol – y rhydweli sy'n cario ocsigen hanfodol i labedau'r arlais. Mae sôn am achosion o amnesia mewn pobl ag epilepsi ar ôl iddyn nhw gael *status epilepticus* – sef trawiad maith iawn a oedd yn gwrthod dod i ben.

Weithiau bydd yr amnesia yn dod yn fwy graddol. Mewn syndrom Korsakoff bydd y niwed i'r ymennydd yn digwydd dros gyfnod maith mewn pobl sydd â hanes hir o gamddefnyddio alcohol; yn y diwedd gall arwain at fethu â phrosesu gwybodaeth newydd a datblygu amnesia. Bydd pobl sydd â syndrom Korsakoff yn cael anhawster dysgu gwybodaeth newydd ac adalw digwyddiadau diweddar. Weithiau bydd bylchau mawr hefyd yn dechrau ymddangos yn eu gallu i gofio digwyddiadau o'r gorffennol. Er bod eu problemau cofio'n ddifrifol iawn, mae eu sgiliau cymdeithasol a'u galluoedd i ddatrys problemau'n dal i fod heb newid ryw lawer. Felly, efallai y bydd pobl sydd â syndrom Korsakoff yn gallu cynnal sgwrs synhwyrol heb anhawster. Funudau'n ddiweddarach, fodd bynnag, byddan nhw'n methu â chofio dim ohoni, neu hyd yn oed bod sgwrs wedi digwydd o gwbl. Ffordd gyffredin o ddelio â'r bylchau mawr hyn yn y cof yw llenwi'r bylchau â sefyllfaoedd tebygol. Defnyddir y gair chwedleua (*confabulation*) am hyn. Dydy pobl sydd â syndrom Korsakoff ddim yn twyllo'n fwriadol wrth wneud hyn: maen nhw'n aml yn wir yn credu eu hesboniadau dychmygol. Bydd amnesia dwys yn para mewn tua 25 y cant o achosion, hyd yn oed wedi triniaeth. Bydd tua hanner y rheiny sy'n datblygu'r syndrom yn gwella wedi triniaeth os ydyn nhw'n gallu rhoi'r gorau i alcohol, ond bydd problemau cofio pob dydd yn parhau i'r mwyafrif.

Er bod pobl yn aml yn defnyddio'r gair 'clefyd Alzheimer' i gyfeirio at ddementia, mewn gwirionedd mae yna nifer o wahanol fathau ac un yn unig o'r rheiny yw clefyd Alzheimer (gweler Pennod 14). Yn y mwyafrif o fathau o ddementia, methu â ffurfio atgofion newydd yw un o'r pethau cyntaf y bydd dioddefwyr (a'u perthnasau) yn sylwi arnyn nhw, er bod profion arbenigol yn aml yn datgelu anawsterau eraill wrth ddatrys problemau a defnyddio geiriau hefyd. Wrth i'r afiechyd waethygu, mae'r gallu i fynd i mewn i'r storfa cyfnod hir o atgofion hefyd yn gallu dioddef, a bydd problemau gwybyddol yn dechrau ymestyn y tu hwnt i'r cof. Yng nghyfnodau olaf dementia bydd y person yn aml yn datblygu amnesia blaenredol a gwrthredol, ac yn methu â chofio gwybodaeth newydd nac adalw atgofion o'r gorffennol sydd wedi'u sefydlu. Gweler Pennod 14 am drafodaeth fanylach o'r cof a'r anawsterau gwybyddol eraill sy'n gysylltiedig â dementia a ffyrdd o fynd i'r afael â'r problemau hyn.

Amnesia seicogenig

Mae 'Amnesia seicogenig' yn cyfeirio at gyflwr seicolegol prin iawn pan fydd pobl yn sydyn yn anghofio'u holl fanylion hunangofiannol. Fel arfer maen nhw'n dod i sylw'r awdurdodau wrth gael hyd iddyn nhw wedi drysu ac yn crwydro, neu ar gludiant cyhoeddus ac yn methu â rhoi eu henw na'u cyfeiriad nac unrhyw fanylion am eu bywyd blaenorol. Mae'n aml yn anodd dod o hyd i'w henw iawn gan fod y bobl hyn yn dueddol o fod yn crwydro heb unrhyw wybodaeth arnyn nhw amdanyn nhw eu hunain, fel waled neu ffôn symudol. Pan fyddan nhw yn y diwedd yn dychwelyd at eu hanwyliaid, dydyn nhw ddim yn eu hadnabod nac yn cofio dim byd am eu bywyd blaenorol. Mae'r holl ymchwiliadau meddygol yn normal yn y bobl hyn. Yn fwyaf arbennig, dydy sgan o'u hymennydd ddim yn dangos niwed nac afiechyd: dim byd i esbonio methiant mor ofnadwy yn y cof. Mae'r math hwn o golli cof yn aml yn effeithio ar gymeriadau mewn ffilmiau, ond mewn gwirionedd dim ond llond dwrn o achosion o amnesia seicogenig sydd wedi'u cyflwyno yn y llenyddiaeth feddygol. Mae gan feddygon lawer iawn i'w ddysgu o hyd am y cyflwr prin hwn, ond mae'r wybodaeth sydd gennym hyd yma'n awgrymu y gall fod yn ymateb seicolegol eithafol i ddymuniad i newid rhai agweddau allweddol ar fywyd a dechrau eto.

Dyn Gwyn Anhysbys

Ar 2 Gorffennaf 2003 gadawodd Doug Bruce, brocer stociau cyfoethog 37 oed o Brydain, ei gartref yn Efrog Newydd tuag 8 o'r gloch y nos. Ddeuddeg awr yn ddiweddarach cafodd ei hun mewn gorsaf drenau danddaearol heb ddim syniad pwy ydoedd a dim byd i helpu i'w adnabod. Roedd meddygon yn methu dod o hyd i ddim achos corfforol dros yr amnesia. Dechreuodd Doug gofnodi ei 'ailddyfodiad' i'w fyd wythnos ar ôl i'w amnesia ddechrau. Roedd nid yn unig yn methu ag adnabod ei ffrindiau a'i deulu, ond roedd wedi anghofio sut flas oedd ar fwydydd cyfarwydd, sut deimlad oedd nofio yn y môr a sut oedd glaw yn edrych ac yn teimlo. Ac eto roedd yn gallu siarad a darllen ac ysgrifennu, a gallai gynnal sgwrs am wleidyddiaeth y Dwyrain Canol.

Ddwy flynedd yn ddiweddarach rhyddhaodd ffilm ddadleuol dan y teitl *Unknown White Male* am ei brofiad. Er bod rhai pobl yn credu ei fod yn ddirgelwch meddygol, mae eraill yn credu mai twyll oedd y cyfan, gan dynnu sylw at nifer o bethau anghyson yn y stori anghredadwy hon, meddygol ac fel arall. Gweler 'Cyfeiriadau ac adnoddau defnyddiol' ar dudalen 116 i ddarllen rhagor am yr achos dadleuol hwn.

Triniaeth Hollywood

Mae colli adnabyddiaeth yn gyffredin mewn cymeriadau ffilm, yn wahanol i fywyd go iawn, lle mae adnabyddiaeth yn weddol gadarn. Dim ond pobl sydd ag afiechyd yr ymennydd wedi mynd ymhell iawn, neu sydd â chyflwr seiciatrig difrifol, sy'n colli eu hadnabyddiaeth mewn gwirionedd. Fodd bynnag, nid yw'r rheiny fel arfer yn cael y problemau cofio beunyddiol sylweddol sy'n dueddol o ddod gyda cholled drychinebus felly. Yn wir, mae nifer o gymeriadau ffuglennol yn llwyddo i greu a chynnal bywydau newydd yn fuan ar ôl i i'w hadnabyddiaeth gael ei dileu o'u meddyliau. Mae sgriptwyr wedi elwa ar bosibiliadau dramatig y math hwn o amnesia ers dechrau sinema. Yn *The Matrimonial Bed* (1930), un o'r ffilmiau siarad cynharaf i gael eu gwneud erioed, mae tirfeddiannwr cyfoethog yn dechrau bywyd newydd fel barbwr, ynghyd â gwraig newydd, ar ôl datblygu amnesia a achoswyd gan ddamwain trên. Mae llofruddion sydd wedi'u hyfforddi yn dueddol yn anffodus o anghofio'u galwedigaeth, ac yn *The Bourne Identity* (2002) a *The Long Kiss Goodnight* (1996) mae'r heliwr yn dod yn ysglyfaeth ar ôl cael amnesia. Mae agwedd wahanol i'w gweld yn y barodi ddoniol *The Bourne Identity Crisis* (2003) lle mae'r prif gymeriad yn anghofio'i fod yn hoyw ac yn ei ddarbwyllo'i hun ei fod yn llofrudd wedi'i hyfforddi! Er bod y sefyllfaoedd hyn yn annhebygol yn niwrolegol, mae rhai anhwylderau niwrolegol yn y ffilmiau yn hollol wahanol i unrhyw gyflyrau niwrolegol neu seiciatrig gwirioneddol. Yn *50 First Dates* (2004) nid yw Drew Barrymore yn cael anhawster o gwbl i feithrin atgofion newydd bob dydd, ond mae cwsg yn dileu ei hatgofion bob nos. Mae'r syniad hwn yn hollol wahanol yn y ffilm *Groundhog Day* (1993). Yn honno, yr arwr yn unig sy'n gallu adalw unrhyw ddigwyddiadau o'r diwrnod blaenorol, a gweddill y byd yn dioddef amnesia fel grŵp ac yn fyd-eang, ac yn ail-fyw'r un diwrnod yn ddi-dor heb allu cofio dim byd.

Ymdopi ag amnesia

Gan fod amnesia fel arfer yn ganlyniad i niwed i'r ymennydd mae'n amhosibl ei wrth-droi, mae ffyrdd o ymdopi â'r cyflwr fel arfer yn canolbwyntio ar sefydlu trefn a chysondeb yn amgylchedd yr unigolyn. Mae hyn yn helpu cof digrybwyll (*implicit*). Cof digrybwyll yw gwybodaeth nad ydym ni efallai'n ymwybodol ohoni, ond sy'n llywio ein hymddygiad er hynny. Mewn arbrawf seicolegol enwog, cyfarchodd meddyg glaf ag amnesia drwy ysgwyd llaw pan gyfarfu'r ddau gyntaf. Roedd gan y meddyg ddyfais wedi'i chlymu wrth ei law i roi sioc drydan fechan i'r claf wrth i'r ddau ysgwyd llaw, tebyg i'r ddyfais sy'n cael ei gwerthu mewn siop jôcs. Pan gyfarfu'r meddyg â'r claf eto drannoeth, nid oedd y claf yn cofio dim am eu cyfarfod blaenorol na hyd yn oed ei fod wedi gweld y meddyg o'r blaen. Ond eto roedd yn anfodlon ysgwyd llaw er na allai ddweud pam. Roedd sioc ysgafn a phoen y cysylltiad cyntaf wedi mynd heibio'r system gofio a oedd wedi torri ac wedi creu cof digrybwyll.

Gall sefydlu trefn benodol helpu i sefydlu cof digrybwyll mewn cleifion sydd ag amnesia. Drwy ailadrodd yn aml, felly, gall pobl weithiau gael eu 'hyfforddi' i edrych ar y calendr yn ddigymell bob bore neu i ymateb i ysgogiadau fel amserau bwyd. Gall dyfeisiau digidol symudol (fel cyfrifiaduron tabled a ffonau clyfar) hefyd gael eu defnyddio weithiau i osod dulliau atgoffa ac i storio darnau allweddol o wybodaeth i bobl ag amnesia, gan eu gwneud yn fwy annibynnol ac ysgafnhau'r baich ar ofalwyr. Mae'r strategaethau hyn yn fwy effeithiol mewn pobl ag amnesia sefydlog, yn hytrach na chyflwr sy'n gwaethygu.

Er bod amnesia'n gallu cael effaith ddofn ar allu rhywun i

gymdeithasu, mae'n bwysig sicrhau nad yw pobl sydd ag amnesia yn mynd yn ynysig yn gymdeithasol. Gall trafod digwyddiadau o'r gorffennol y mae'r sawl sydd ag amnesia yn gallu eu cofio'n iawn fod yn gyswllt llesol i'r sawl sydd ag amnesia ac i'w ofalwyr fel ei gilydd. Mae nifer o grwpiau cymorth a fforymau ar-lein ar gael i bobl sy'n gofalu am y rheiny sydd ag amnesia. Mae rhagor o wybodaeth yn 'Cyfeiriadau ac adnoddau defnyddiol' yng nghefn y llyfr hwn.

Crynodeb

Yn ffodus, mae amnesia gwirioneddol yn beth prin, ond pan mae'n digwydd mae'n cael effaith ddinistriol ar yr unigolyn a'r rhai sy'n annwyl iddo ef neu hi. Mewn rhai achosion mae cyfnod yr amnesia yn fyr ac wedi'i gyfyngu. Mewn cyflyrau eraill bydd hyd yr amnesia'n ymestyn wrth i'r afiechyd waethygu. Fel arfer dydy hi ddim yn bosibl 'adfer' atgofion a ddylai fod wedi'u prosesu yn ystod cyfnod o amnesia dros dro (fel yn ystod trawiad epileptig neu ar ôl niwed i'r pen). Nid yw'r wybodaeth yno, dyna'r cwbl. Mewn cyflyrau niwrolegol eraill, fel y syndrom amnesia sy'n gallu datblygu ar ôl rhai mathau o enceffalitis, bydd y mecanwaith ar gyfer amgodio atgofion newydd wedi ei niweidio'n ddi-droi'n-ôl. Mewn dementia mae'r mecanweithiau ar gyfer amgodio gwybodaeth newydd a'r rheiny ar gyfer adalw hen wybodaeth yn cael eu herydu'n raddol wrth i'r afiechyd waethygu. Prin yw'r strategaethau i fynd i'r afael â'r math hwn o golli cof. Fel arfer maen nhw'n gyfyngedig i addasu'r amgylchedd i sicrhau ei fod mor gyfarwydd â phosibl i'r person, ac addysg i anwyliaid i'w helpu i ddeall y cyflwr a'i effaith.

14

Pryd i ofyn am ragor o gymorth

Weithiau mae problemau cofio yn symptom o rywbeth mwy difrifol na dim ond heneiddio cyffredin. Mae'r bennod hon yn trafod rhai o'r problemau cofio arwyddocaol sy'n arwydd y gall rhywbeth mwy pryderus fod yn digwydd, ac yn awgrymu pryd y gallai holi meddyg fod yn ddefnyddiol.

Er bod pobl yn aml yn defnyddio'r term 'clefyd Alzheimer' fel term hollgynhwysol am ddementia, mewn gwirionedd un o nifer o fathau gwahanol o afiechyd cynyddol yr ymennydd yw clefyd Alzheimer. Ym mhob math o ddementia mae'r unigolyn yn dirywio'n gynyddol a'i ymennydd yn colli'r gallu i weithredu. Mae'r colli hwn yn ddi-droi'n-ôl ac ar hyn o bryd yn amhosibl ei atal, er bod nifer o gyffuriau newydd ar gael a allai arafu'r broses mewn rhai achosion. Nodweddion mathau gwahanol o ddementia yw ym mha drefn maen nhw'n effeithio ar wahanol rannau o'r ymennydd a'i weithrediadau. Mae'r gwahanol brosesau sy'n lladd celloedd yr ymennydd hefyd yn ein galluogi i wahaniaethu rhyngddyn nhw.

Clefyd Alzheimer

Mae 'clefyd Alzheimer' wedi dod yn llaw-fer boblogaidd i ddisgrifio pob math o ddementia oherwydd dyna'r math mwyaf cyffredin o ddementia yn y DU, gyda thua 70 y cant o bob achos o ddementia yn y DU yn glefyd Alzheimer. Mae mwyafrif y bobl sy'n cael clefyd Alzheimer dros 65 oed ac mae'r perygl o gael clefyd Alzheimer yn dyblu bob pum mlynedd ar ôl 65 oed. Mae'r afiechyd ar tua 50 y cant o bobl dros 85 oed.

Hanes clefyd Alzheimer

Yn 1907 cyflwynodd y Dr Alois Alzheimer ganlyniadau awtopsi ar wraig 56 oed mewn cyfarfod seiciatreg mewn ysbyty ym München. Cyhoeddodd ei sgwrs flwyddyn yn ddiweddarach. Cyn iddi farw roedd gan y wraig hanes o bum mlynedd o broblemau gwybyddol ac iaith, roedd hi'n clywed rhithiau, yn cael rhithdybiau a pharanoia ac yn ymddwyn yn dreisiol. Yn yr awtopsi cafodd Alzheimer hyd i blaciau, clymau (mathau o waddodion protein), a gwelodd fod waliau rhydwelïau (*arteries*) ei hymennydd wedi culhau ac yn fwy trwchus. Roedd gwyddonwyr yn gwybod yn iawn ar y pryd fod y marcwyr hyn i gyd yn gysylltiedig â dementia, felly sut cafodd enw Alzheimer ei gysylltu mor annatod â'r cyflwr? Mae haneswyr meddygol yn credu nad oedd yn bwriadu disgrifio afiechyd newydd o gwbl yn wreiddiol, ond yn hytrach ddangos y gallai dementia henaint ddigwydd mewn pobl iau yn ogystal ag yn yr henoed. Fodd bynnag, ysgrifennodd pennaeth ei adran werslyfr y flwyddyn ddilynol yn cyhoeddi bod 'clefyd Alzheimer' yn afiechyd newydd. Seiliodd yr honiadau hyn ar ddau achos yn unig: yr achos gwreiddiol ac ail achos rhyfedd. Erbyn hyn mae haneswyr yn credu mai'r un wraig oedd hi a'i henw a mân nodweddion eraill wedi'u newid. Daeth i'r amlwg fod yr adran academaidd lle'r oedd Alzheimer yn gweithio dan gryn bwysau i ddarganfod afiechydon newydd. Roedd ariannu ei gwaith ymchwil yn dibynnu ar hynny. Er bod nifer o wyddonwyr eraill ledled y byd wedi egluro ar y pryd nad oedd dim a oedd wedi'i gyflwyno gan Alzheimer yn newydd, oherwydd cyfres o amgylchiadau gwleidyddol a chymdeithasegol, arhosodd yr enw. O gofio'r hanes hwn, mae'n eironig fod y term 'clefyd Alzheimer' erbyn hyn yn cyfeirio ar y ffurf nodweddiadol o ddementia sy'n digwydd mewn henaint.

Mewn clefyd Alzheimer, y rhannau o'r ymennydd sy'n prosesu gwybodaeth newydd a'i throsglwyddo i'r cof yw'r cyntaf fel arfer i fethu. Wrth i'r afiechyd ymddangos, bydd pobl sydd â chlefyd

Alzheimer yn aml yn cael anawsterau mawr i gofio enwau pobl ac anhawster i adalw digwyddiadau diweddar. Gall difaterwch a digalondid hefyd fod yn symptomau cynnar. Er mai problemau cofio yn aml yw'r symptom amlwg cyntaf fod rhywbeth o'i le, gall y broses fod wedi dechrau lawer blwyddyn yn gynharach. Yng nghyfnodau cynnar yr afiechyd gall yr anawsterau cofio hyn fod yn gymedrol a bydd llawer o bobl yn gallu parhau i fyw'n annibynnol; fodd bynnag, wrth i'r afiechyd waethygu bydd pobl yn dechrau anghofio pethau o'u hanes personol eu hunain ac yn colli'r gallu i gyflawni tasgau meddyliol heriol – er enghraifft, cyfrif am yn ôl o 100 bob yn 7. Yn y pen draw bydd y bylchau yn y cof a'r meddwl yn dod yn amlwg iawn. Efallai na fydd pobl mwyach yn gallu adalw'u cyfeiriad presennol neu eu rhif ffôn, ac efallai byddan nhw'n rhoi gwybodaeth o'u gorffennol yn lle hynny, fel cyfeiriad eu plentyndod. Bryd hynny efallai y byddan nhw hefyd yn dechrau colli gwybodaeth sydd wedi'i hymarfer yn dda. Byddan nhw yn aml yn colli cyfrif o ddiwrnodau'r wythnos a ble maen nhw, yn enwedig os byddan nhw mewn amgylchedd newydd. Bryd hynny fel arfer maen nhw'n gallu dal i adalw manylion sylweddol amdanyn nhw eu hunain ac aelodau agos eu teulu ac yn gallu bwyta heb gymorth a defnyddio'r toiled eu hunain. Yng nghyfnodau olaf yr afiechyd bydd pobl yn colli'r gallu i ymateb i'w hamgylchedd ac yn methu â siarad, er y gallan nhw ddweud geiriau neu ymadroddion o hyd. Byddan nhw'n colli'r gallu i reoli symudiadau ac yn y diwedd bydd llyncu yn anodd.

Bydd yn cymryd blynyddoedd yn aml ar ôl i'r broses hon ddechrau cyn i neb sylwi bod rhywbeth o'i le. Fodd bynnag, pan fydd problemau cofio wedi eu nodi, maen nhw'n tueddu i gynyddu'n lled gyson.

Mewn pobl lle mae clefyd Alzheimer wedi hen ddatblygu, bydd sganiau'n aml yn dangos bod yr ymennydd wedi crebachu, a bydd mannau sy'n gysylltiedig â chofio yn arbennig o fach. Ymhlith nodweddion eraill bydd presenoldeb placiau a chlymau sy'n arwyddion o'r afiechyd.

Dementia fasgwlar

Yr ail fath mwyaf cyffredin o ddementia yn y DU yw dementia fasgwlar. Weithiau caiff ei alw'n ddementia amlgnawdnychol (*multi-infarct*). Bydd dementia fasgwlar yn digwydd pan fydd y rhydwelïau sy'n bwydo'r ymennydd yn byrstio neu'n cael eu hatal, gan amddifadu rhannau o'r ymennydd o ocsigen. Canlyniad sawl strôc fechan yw dementia fasgwlar. Bydd pob un yn golygu bod rhan o'r ymennydd wedi cael niwed diwrthdro. Ymhen amser bydd rhannau mwy a mwy o'r ymennydd yn cael eu niweidio ac yn marw. Mae gan bobl sydd â dementia fasgwlar yn aml hanes o sawl strôc fwy difrifol hefyd. Mae'r peryglon sy'n gysylltiedig â dementia fasgwlar yn union yr un fath â'r rheiny sy'n gysylltiedig â chlefyd y galon. Mae pwysedd gwaed uchel, gordewdra, ffordd eisteddog o fyw, smygu a hanes o afiechyd fasgwlar (ar yr ymennydd neu'r galon) i gyd yn gysylltiedig â mwy o berygl o ddatblygu dementia fasgwlar mewn henaint. Er bod perygl dementia fasgwlar yn mwy na dyblu mewn pobl sydd â hanes o gamddefnyddio alcohol, mae yfed un i chwe diod yr wythnos yn gysylltiedig â llai o berygl dementia ymhlith oedolion hŷn, o'i gymharu ag ymwrthod yn llwyr. Cyn belled ag y mae alcohol yn y cwestiwn, mae'n ymddangos y gall ychydig o'r hyn sy'n rhoi pleser i chi fod yn llesol i chi, ond bod yn gymedrol yw'r allwedd.

Bydd dementia fasgwlar yn dod yn amlwg mewn nifer o ffyrdd gwahanol. Mae'r ffordd y bydd yn ymddangos yn ymddygiad neu feddwl rhywun yn dibynnu i raddau helaeth iawn ar ba ran o'r ymennydd y bydd pob strôc yn ei niweidio. Fel yn achos clefyd Alzheimer, yn aml gall dementia fasgwlar effeithio ar sut y bydd y cof yn gweithio. Mae hefyd yn gallu achosi rhithweledigaethau a pheryglu, er enghraifft, ein gallu i gydlynu symudiadau motor mân. Os yw'n effeithio ar y rhannau yn nhu blaen yr ymennydd, gall pobl ddangos diffyg doethineb neu fynd braidd yn eofn. Gallan nhw wneud sylwadau amhriodol neu gas wrth eu ffrindiau a'u teulu. Efallai na fyddan nhw bob amser yn sylweddoli eu bod wedi tramgwyddo rhywun, neu'n deall pam y byddai rhywbeth maen nhw wedi'i ddweud yn rhoi loes i rywun. Efallai y byddan nhw'n colli'r gallu i gynllunio'n iawn. Bydd golwg nodweddiadol ar sganiau o ymennydd pobl sydd â dementia fasgwlar, yn aml gyda nifer o smotiau gwyn a dotiau yn arwydd o bob strôc fach. Gellir gwahaniaethu rhwng mathau o ddementia fasgwlar a mathau eraill o ddementia drwy sut mae'r cof yn methu bob yn gam. Bydd pobl yn cael eu bod nhw (neu eu hanwyliaid sydd â'r afiechyd) yn sydyn yn methu â gwneud rhywbeth y gallen nhw ei wneud y diwrnod blaenorol, neu fod symptom newydd yn ymddangos yn sydyn. Mewn mathau eraill o ddementia mae'r colledion hyn yn dueddol o fod yn fwy graddol a bydd yn fwy anodd dweud yn union pryd y collodd rhywun y gallu i gyflawni tasg benodol. Fel yn achos clefyd Alzheimer mae nifer o bethau y gellir rhoi cynnig arnyn nhw i geisio arafu cynnydd dementia fasgwlar, gan gynnwys rheoli pwysedd y gwaed a defnyddio statinau i geisio gwella iechyd fasgwlar. Fodd bynnag, mae'n ffaith drist – pan fydd dementia fasgwlar yn dechrau, bydd rhydwelïau'r ymennydd eisoes wedi cael gormod o niwed i wrthdroi'r broses. Mae angen i'r dulliau mwyaf effeithiol o atal dementia fasgwlar, fel afiechyd y galon, ddechrau mewn plentyndod a chael eu cynnal nes tyfu'n oedolyn.

Mathau eraill o ddementia

Mae mathau eraill llai cyffredin o ddementia yn cynnwys clefyd cyrff Lewy, dementia blaenarleisiol a mathau o ddementia cymysg.

Talpiau abnormal o brotein penodol a elwir *alpha-synuclein* sy'n datblygu ym mreithell yr ymennydd yw cyrff Lewy. Y protein syn crynhoi yn ymennydd pobl sydd â chlefyd Parkinson (PD) yw *alpha-synuclein,* ond mewn PD mae'r talpiau'n datblygu i ddechrau yn rhannau dyfnach yr ymennydd ac yn effeithio ar symud yn anad dim. Bydd pobl sydd â dementia cyrff Lewy yn aml yn cael problemau cofio ond hefyd yn dueddol o ddioddef o aflonyddu ar eu cwsg, hunllefau ac anawsterau cydlynu motor ar ddechrau'r afiechyd, yn wahanol i'r rheiny sydd â chlefyd Alzheimer. Mewn dementia blaenarleisiol, effeithir yn arbennig ar rannau yn nhu blaen ac ochr yr ymennydd. Yn hytrach na phroblemau cofio, gall symptomau cynnar gynnwys newidiadau mewn personoliaeth ac anawsterau iaith. Gall fod anawsterau amlwg wrth geisio dod o hyd i eiriau neu anawsterau deall beth mae rhywun yn ei ddweud. Mae cynnydd yr afiechyd mewn dementia blaenarleisiol fel arfer yn gyflymach na'r cynnydd mewn clefyd Alzheimer a bydd pobl fel pe baen nhw'n ei ddatblygu ychydig yn iau, tua 60 oed. Daw diagnosis o ddementia blaenarleisiol fel arfer ar sail patrwm y dirywiad, yn hytrach nag unrhyw nodweddion cyffredinol mewn sgan o'r ymennydd.

Er bod i'r gwahanol fathau hyn o ddementia rai patrymau nodweddiadol yn y cyfnodau cynnar ac yn ddiweddarach, mae yna lawer iawn o orgyffwrdd. Bydd pob un i'w weld yn wahanol, ac yn aml nid yw'n hawdd gwahaniaethu rhwng y naill fath o ddementia a'r llall, yn enwedig yn y cyfnodau cynnar. Bydd rhai pobl yn cael mathau niferus o ddementia. Mae arwyddion o glefyd Alzheimer a dementia fasgwlar yn eithaf cyffredin mewn sganiau o ymennydd pobl sydd â dementia, a gall cyrff Lewy hefyd gael eu gweld. Mae astudiaethau diweddar o ddelweddau o'r ymennydd wedi awgrymu bod y mathau cymysg hyn o ddementia yn fwy cyffredin nag yr oeddem ni'n ei gredu gynt.

Pryd i ofyn am gymorth

Mewn poblogaeth sy'n mynd yn hŷn, mae meddwl am ddementia yn syniad arswydus i ni ac i'n hanwyliaid. Mae'r Alzheimer's Society wedi dyfeisio rhestr archwilio syml o ddeg nodwedd a *all* fod yn arwydd o anawsterau, yn ychwanegol at y rhai y byddech yn eu disgwyl o gofio newidiadau normal ar sail oed, yn sut mae'r cof yn gweithio.

Anawsterau cofio sy'n tarfu ar ein bywyd

Mae'r anhawster cyntaf yn ymwneud ag i ba raddau mae anawsterau cofio'n tarfu ar eich bywyd. Mae anghofio enwau pobl weithiau neu droi'r tegell ymlaen ac yna gerdded i ffwrdd yn hollol normal. Mae hyn yn dueddol o ddigwydd pan fyddwn yn brysur a phethau eraill wedi tynnu'n sylw. Rydym ni heb golli'r wybodaeth ac rydym ni'n tueddu i'w chofio'n ddiweddarach. Ond os yw eich problemau cofio'n dechrau tarfu ar eich bywyd, i'r graddau bod angen i chi ofyn am yr un wybodaeth drosodd a thro, neu eich bod, heb aelodau'r teulu i'ch helpu, yn methu'n lân â chofio beth mae angen i chi ei wneud bob dydd, yna fe all fod problem. Mae dibynnu ar ddyddiadur neu galendr i'ch atgoffa o drefniadau yn hollol iawn, ond os ydych yn dibynnu arnyn nhw i'r graddau mai dyna'r unig ffordd mae gennych unrhyw syniad o'r hyn y dylech fod yn ei wneud bob dydd, eto fe all fod problem. Dylai nodiadau ysgrifenedig brocio'ch cof. Ni ddylai'r cynnwys eich synnu bob tro pan fyddwch yn edrych, ac ni ddylai fod angen i chi edrych arnyn nhw drosodd a thro. Fel rheol gyffredinol iawn, os meddyliwch, 'A, ie!' pan welwch chi rywbeth sydd wedi'i drefnu ar y calendr, does dim problem; os nad yw dulliau atgoffa ysgrifenedig yn aml yn methu â chanu dim clychau o gwbl, fe all rhywbeth heblaw dirywiad normal oherwydd oed fod yn digwydd.

Dirywiad mewn prosesau gwybyddol eraill
Er bod pobl yn dueddol o ganolbwyntio ar anawsterau cofio pan maen nhw'n pryderu am ddementia, mae'n bwysig cydnabod bod sawl math o ddementia yn effeithio ar brosesau gwybyddol eraill hefyd. Bydd rhai pobl yn cael anhawster mawr i gynllunio tasgau cymharol syml, fel gwneud pryd o fwyd, neu ddatrys problemau trefnu a chynllunio, yn enwedig os oes nifer o gamau yn y dasg. Weithiau ni fyddan nhw'n gwybod ble i ddechrau. Gall hyn arwain at ohirio tasgau yn raddol, sydd wedyn yn dechrau cynyddu gyda amser. Weithiau bydd pobl yn gallu dechrau tasg ond wedyn yn mynd ar goll tua'r canol. Weithiau bydd pobl yn gallu cwblhau'r tasgau hyn ond yn cymryd llawer iawn mwy o amser nag y dylen nhw, a bydd angen i'r unigolyn sicrhau drosodd a thro fod pethau'n iawn. Mae'n hollol normal gwneud camgymeriadau weithiau a'i chael hi'n anodd canolbwyntio pan

fydd eich meddwl yn llawn pethau eraill. Mae'n iawn berwi'r tegell ychydig droeon cyn i chi lwyddo i wneud paned o de, a hyd yn oed coginio ambell bryd o fwyd yn ormodol. Ond os gwelwch fod y pethau hyn yn digwydd yn fwy ac yn fwy aml a bod tasgau syml, hyd yn oed, yn gofyn am ymdrech feddyliol anferth ac egni nad yw gennych, fe allai fod problem gennych.

Stori Emily
Dad bob amser oedd wedi delio â biliau'r cartref a'r gwaith papur am yr 50 mlynedd y bu ef a Mam yn briod. Yn gynnar yn ei saithdegau dechreuodd fynd ychydig yn anghofus ac ailadrodd ei hun, a byddem i gyd yn tynnu coes am ddementia, gan gynnwys Dad ei hun. Doedd neb yn credu mewn gwirionedd ei fod yn digwydd. Dim ond pan ddisgynnodd Mam a gorfod mynd i'r ysbyty, a finnau'n symud i mewn am ychydig wythnosau i helpu, y dechreuais sylweddoli sut oedd Dad wedi bod yn cael ffwdan. Roedd gwaith papur y tŷ mewn anhrefn llwyr a'r trydan ar fin cael ei ddatgysylltu. Roedd gweld y stydi yn torri fy nghalon i, lle a oedd bob amser wedi bod mor drefnus ac effeithlon. Roedd popeth mewn cymaint o anhrefn a doedd gan Dad ddim syniad ble i ddechrau.

Anhawster cynyddol gyda thasgau cyfarwydd

Un o'r arwyddion mwyaf amlwg fod rhywbeth o'i le gyda rhywun sydd â dementia yw anhawster cynyddol i allu gwneud tasgau cyfarwydd, arferol. Gall y rhain fod yn dasgau'r cartref neu'n weithgareddau hamdden. Arwyddion eraill posibl sy'n achosi pryder yw anawsterau wrth yrru i leoedd cyfarwydd a chyfnodau o fod yn ddryslyd wrth fod allan o gwmpas y lle. Er y gall y nodweddion hyn beri pryder, mae'n hollol iawn bod ag angen cymorth i fynd i'r afael â'r holl dechnolegau newydd sydd erbyn hyn yn rhan o fywyd pob dydd (ffonau symudol, cyfrifiaduron a'r rhyngrwyd, teclynnau cymhleth i reoli teledu lloeren o bell, ac yn y blaen) a does dim angen gofidio os bydd angen i rywun ddangos i chi fwy nag unwaith sut i wneud y pethau hyn cyn iddyn nhw ddod yn help yn hytrach nag yn rhwystr yn eich bywyd.

Lillian a Matthew
Byddai Lillian, athrawes ysgol wedi ymddeol, yn dod i'r clinig yn rheolaidd gyda'i gŵr, Matthew, a oedd wedi cael diagnosis clefyd Alzheimer ddwy flynedd ynghynt. Dair blynedd cyn i unrhyw anawsterau amlwg ddod i'r golwg, roedd y pâr wedi gorfod gadael y clwb *bridge* gan fod Matthew yn methu â chwarae'r gêm ac yn ymddangos fel pe bai'n anghofio'r rheolau. Ar y pryd roedd Lillian wedi meddwl eu bod wedi gadael y clwb oherwydd newidiadau eraill yn eu bywyd, ond o edrych yn ôl sylweddolodd ei bod yn fwy na thebyg mai dechrau anawsterau ei gŵr oedd hyn.

Methu â chadw golwg ar yr amser

Gall pobl sydd â chlefyd Alzheimer golli golwg ar yr amser. Weithiau mae'n anodd iddyn nhw gofio'r union ddyddiad neu union ddiwrnod yr wythnos. Yn ddiweddarach yn y cyflwr gall pobl golli golwg ar y tymhorau neu amser y dydd, a gall hynny darfu ar eu patrwm cysgu a deffro. Fodd bynnag, does dim angen pryderu os byddwch chi weithiau'n cael y diwrnod yn anghywir neu os byddwch ychydig ddiwrnodau allan ohoni o ran y dyddiad. Bydd anawsterau dros dro yn digwydd yn aml wrth geisio cofio pa ddiwrnod o'r wythnos yw hi a'r union ddyddiad, pan fydd pobl yn ymddeol ac yn colli'r strwythur cadarn a oedd i'r wythnos yn eu gwaith. Gall ddigwydd hefyd pan fydd pobl yn symud i rywle newydd, fel lȇty lloches. Mae unrhyw newidiadau byw sy'n golygu bod un diwrnod yn debyg iawn i ddiwrnod arall yn gallu golygu anawsterau wrth gadw llygad ar yr amser, nes bydd trefn newydd wedi'i sefydlu. Fodd bynnag, os gwelwch eich bod chi yn aml ddim yn gwybod beth yw'r dyddiad neu pa ddiwrnod o'r wythnos yw hi, fe all fod yn arwydd fod rhywbeth o'i le.

Anawsterau gydag ymwybyddiaeth ofodol neu wrth ddehongli delweddau

Wrth i ni fynd yn hŷn, bydd ein golwg yn newid. Bydd y newidiadau hyn yn dechrau yn ein pedwardegau cynnar, pan fydd y mwyafrif o bobl yn mynd rywfaint yn hir eu golwg ac yn dechrau gwisgo sbectol i ddarllen llythrennau bach. Bydd y newidiadau hyn yn parhau tan i ni fynd yn hen ac mae cael cataracts yn beth cyffredin ar ôl ymddeol. Gwelodd un astudiaeth fod 40 y cant o bobl rhwng 70 ac 80 oed wedi cael cataractau, a bod hyn yn effeithio ar tua 70 y cant o bobl dros 80 oed. Glawcoma yw ail brif achos dallineb ac mae nifer yr achosion ohono'n cynyddu'n aruthrol wrth fynd yn hŷn. Mae'n effeithio ar tua un ym mhob 200 o bobl dan 50 oed, ond ar fwy nag un o bob deg dros 80 oed. Bydd colli'ch golwg oherwydd glawcoma yn aml yn digwydd yn raddol iawn dros gyfnod hir. Nid yw'n syndod, felly, fod nifer o bobl hŷn yn dweud eu bod yn cael anhawster gweld. Fodd bynnag, gall anawsterau wrth geisio gwneud synnwyr o ddelweddau gweledol a phroblemau wrth weithio allan faint o le sydd rhwng pethau fod yn arwydd o ddementia. Yn eu plith mae anawsterau wrth ddehongli testun ysgrifenedig (anawsterau nad ydyn nhw'n deillio o fynd yn llai craff) ac anawsterau wrth amcangyfrif pellter. Daw'r problemau hyn yn amlwg yn aml wrth yrru yn y cyfnos, pan all pobl weld eu bod yn methu ag amcangyfrif cyflymdra cerbydau eraill neu'n methu â gweld gwrthrychau annisgwyl yn llwyr.

Stori Jennifer
Wrth yrru'n ôl ar ôl ymweld â'i merch, gyrrodd Jennifer ei char yn union i mewn i dwll mawr yng nghanol gwaith ffordd, gan ddinistrio'r cerbyd yn llwyr yn y broses. Roedd hi'n bendant nad oedd y twll na'r gwaith ffordd wedi'u marcio a bod y clwydi a ddylasai fod o gwmpas y twll wrth ymyl y ffordd. Cwynodd wrth y Cyngor. Dangosodd ymchwiliad wedyn fod Jennifer wedi gyrru dros yr arwydd ffordd a thrwy'r clwydi a'r tâp rhybuddio cyn iddi yrru i mewn i'r twll mawr.

Synnwyr cyffredin yn dirywio a gwneud penderfyniadau rhyfedd
Nid gwneud penderfyniadau gofodol yn unig sy'n gallu mynd yn gynyddol anghywir mewn dementia. Gall diffyg synnwyr cyffredin mewn bywyd pob dydd ddatblygu hefyd a phobl yn dechrau gwneud penderfyniadau rhyfedd, byrbwyll, annodweddiadol heb eu hystyried yn drwyadl. Bydd y penderfyniadau hyn yn aml yn cynnwys trafodion ariannol ac yn anffodus mae troseddwyr lawer yn rhy ymwybodol o hyn. Bydd rhai yn fwriadol yn targedu pobl oedrannus, gan obeithio elwa ar y gwendid hwn

gyda chynllwynion annhebygol y byddai'r mwyafrif o bobl yn gweld drwyddyn nhw'n ddigon hawdd.

Helen: dod o hyd i gariad a chelwyddau ar-lein

Does dim byd yn newydd mewn twyllwr swynol yn siarad eu ffordd i mewn i fywydau pobl a'u cyfrifon banc. Ond gyda dyfodiad y rhyngrwyd does dim angen i dwyllwyr fod yn slic a hudolus (na hyd yn oed yn ddynion!) i ddwyn oddi ar y dioddefwyr, gan fod y twyllo'n digwydd yn llwyr ar-lein dan enw seiber ffug. Roedd Helen yn gyfreithwraig yn ei phumdegau hwyr ac wedi bod yn weddw ers pedair blynedd. Yn ddiarwybod i'w phlant roedd wedi ymuno â safle trefnu cariadon. Yn fuan iawn dechreuodd berthynas ar-lein â Robert yn y sir gyfagos. Roedd newydd golli ei wraig ac roedd yn rhannu'r un diddordebau'n union â Helen. Er iddyn nhw drefnu i gyfarfod, byddai hynny'n methu bob tro ar y funud olaf. Yn fuan iawn dechreuodd Robert ofyn am arian – i drwsio'r car, am docynnau theatr, am bob math o bethau i hwyluso'u cyfarfyddiad. Ond byddai rhywbeth bob amser yn eu hatal ar y funud olaf rhag cyfarfod. Dros chwe mis trosglwyddodd Helen dros £15,000 i'w chariad ar-lein. Dim ond ar ôl iddi golli ei hadnoddau'n llwyr a gofyn i'w phlant am fenthyciad y sylweddolodd y rheiny fod rhywbeth o'i le. Meddai Kirsty, merch Helen, 'Fedren ni ddim â chredu'r peth pan welsom y negeseuon e-bost. Roedd y gwallau sillafu a'r anghysondebau yn frith. Roedd gan Mam bob amser feddwl mor glir fel cyfreithwraig. Bu Dad am gyfnod yn gweithio yn yr adran cymorth i ddioddefwyr a bydden nhw'n trafod yr union fathau hyn o achosion. Ni fyddai hi byth wedi cael ei thwyllo gan sgâm amaturaidd mor garbwl yn ei hiawn bwyll.'

Nid yw cael eich dal gan dwyll cariadon, nac unrhyw fath arall, yn arwydd o ddementia. Gall ddigwydd i unrhyw un o unrhyw oed. Mae'r twyllwyr yn aml yn glyfar ac yn gwybod yn union sut i dynnu eu dioddefwyr i mewn i broses soffistigedig, faith. Ond gall methu â sylwi ar dwyllo sy'n amlwg neu gynlluniau sy'n amlwg yn ddiffygiol fod fel cadach coch fod rhywbeth o'i le, yn enwedig os ydych chi'n gwybod, fel yn achos Helen, y byddech chi neu'r sawl sy'n annwyl i chi, fel arfer wedi gweld y gwallau ymhell i ffwrdd.

Anhawster cynyddol gyda geiriau

Fel y trafodwyd ym Mhennod 6, mae anawsterau dod o hyd i eiriau yn gyffredin iawn, iawn ac yn un o'r anawsterau cofio mwyaf rhwystredig y bydd pobl yn sôn amdanyn nhw. Weithiau bydd pobl yn cael 'atalfa' ar yr un gair drosodd a thro. I eraill bydd anawsterau dod o hyd i eiriau yn digwydd amlaf pan fyddan nhw mewn sefyllfaoedd cymdeithasol ac wedi cael gwydraid neu ddau o win. Mae'r anawsterau hyn yn rhan normal o ddirywio gydag oed a gallan nhw ddechrau mor gynnar â'r pedwardegau. Mewn dementia bydd pobl yn dechrau cael problemau newydd wrth ddefnyddio geiriau. Gallan nhw alw pethau wrth yr enw anghywir, er enghraifft, galw 'pen ysgrifennu' yn 'ysgrifennu inc' neu wats yn 'amser braich'. Gallan nhw hefyd ddatblygu problemau mwy cyffredinol wrth sgwrsio. Gall y rheiny gynnwys ffwdan i ddilyn rhediad sgwrs. Weithiau byddan nhw'n methu â dilyn rheolau sgwrsio normal ac yn torri ar draws pobl eraill neu'n cyfrannu syniadau nad ydyn nhw'n dilyn ymlaen o'r hyn sydd wedi'i ddweud o'r blaen. Bydd pobl sydd â dementia weithiau'n stopio yng nghanol sgwrs heb ddim syniad beth roedden nhw ar fin ei ddweud neu am beth roedden nhw'n sôn. Mae'n gyffredin i bobl weithiau ailadrodd storïau a hanesion wrth eu ffrindiau a'u teulu, ond os bydd yr ailadrodd hwn yn digwydd pan fydd rhywun newydd ddweud yr un stori eiliadau ynghynt, fe all fod yn arwydd o rywbeth mwy nag 'eiliad oedrannus'.

Colli pethau a methu â dod o hyd i'ch ffordd yn ôl

Mae Swyddfa Eiddo Coll y cwmni Transport for London yn dyst i'r ffaith fod pawb yn colli pethau weithiau, pethau pwysig hyd yn oed. Bydd y swyddfa'n casglu dros 150,000 o eitemau sydd wedi'u gadael bob blwyddyn ar drenau, trenau tanddaearol, bysiau a thacsis duon Llundain. Mae'n hawdd deall sut y gall pobl adael sgarff, ymbarél ac efallai fag llaw ar ôl. Ond mae'r casgliad sylweddol o ddannedd gosod, cadeiriau olwyn a ffyn baglau sy'n cael eu cyflwyno bob wythnos yn awgrymu bod taith ar drên tanddaearol yn debyg i ymweliad â Lourdes i rai pobl. Mae ffrog briodas, arch a set o fewnblaniadau bronnau a oedd ar eu ffordd i Harley Street wedi cyrraedd y swyddfa hefyd. Mae colli pethau yn rhan o fywyd pob dydd. Yn blant, byddwn ni'n dysgu dwy reol i leihau ein tuedd reddfol bron i golli pethau. Y gyntaf yw cael 'cartref' clir i bopeth, boed yn fachyn ar gyfer allweddi neu'n ddrôr ar gyfer cyllyll a ffyrc. Os oes gan bopeth ei le, rydym ni'n fwy tebygol o'i roi'n ôl yn awtomatig lle mae'n perthyn. Nid yw hyn yn digwydd bob amser, wrth gwrs, ond pan na fydd yn gweithio bydd yr ail reol yn cael ei rhoi ar waith ... ewch yn ôl ar hyd eich llwybr i'r man lle gwelsoch yr eitem ddiwethaf. Mae colli pethau weithiau a mynd yn ôl ar hyd eich llwybr i ddod o hyd iddyn nhw yn hollol normal. Fodd bynnag, mae colli pethau a methu â mynd yn ôl ar hyd eich llwybr, neu ddod o hyd i bethau'n aml mewn mannau rhyfedd (ffôn yn yr oergell, caws mewn drôr) yn gallu bod yn arwydd fod rhywbeth o'i le. Gall colli pethau'n aml fod yn ddryslyd iawn i bobl ac weithiau bydd yn achosi datblygu paranoia a'r syniad mai pobl eraill, mae'n rhaid, sydd ar fai am y colli a'r mannau rhyfedd lle y bydd pethau'n dod i'r golwg.

Cefnu ar weithgareddau cymdeithasol

Gall rhywun sydd â dementia ddechrau cefnu ar weithgareddau cymdeithasol. Bydd hyn yn deillio'n aml o'r anawsterau sydd wedi'u disgrifio uchod, gan gynnwys ffwdan i ddilyn sgwrs, colli hyder wrth yrru ac anawsterau wrth wneud cynlluniau. Anawsterau cofio oedd yn gyfrifol fod gŵr Lillian wedi gadael y clwb *bridge* ddwy flynedd cyn iddo gael diagnosis o glefyd Alzheimer. Mae'n hollol normal teimlo wedi alaru ar waith, teulu neu rwymedigaethau cymdeithasol weithiau, ond os yw hwn yn deimlad newydd a pharhaus, gall rhywbeth fod o'i le. Dydy newidiadau yn y maes hwn ddim o reidrwydd yn arwydd bod clefyd Alzheimer yn dechrau. Maen nhw hefyd i'w gweld mewn iselder. Dyna pam y bydd iselder yn un diagnosis y bydd meddyg am ei ddileu cyn rhoi diagnosis o glefyd Alzheimer. Y gair allweddol yma yw 'newid'. Os ydy cymdeithasu wedi bod yn fwrn ar rywun erioed, yna ni fydd methu â chymdeithasu ar ôl mynd yn hŷn yn arwydd i bryderu amdano. Fodd bynnag, os bydd rhywun yn amlwg yn cefnu ar weithgareddau mae ef neu hi wedi eu mwynhau gynt, yna gall rhywbeth fod o'i le a gallai mynd i weld y meddyg teulu helpu i gadarnhau beth sy'n bod.

Hwyliau a phersonoliaeth yn newid

Gyda'r holl newidiadau hyn, nid yw'n syndod bod personoliaeth pobl sydd â chlefyd Alzheimer yn gallu newid. Gall pobl a oedd gynt yn bobl hamddenol, addfwyn fynd yn swta, yn ddrwgdybus, yn ofnus neu'n orbryderus. Bydd yr ymatebion hyn yn aml yn fwy amlwg pan fydd pobl mewn lleoedd neu sefyllfaoedd anghyfarwydd. Mae hyn yn wahanol i fod 'yn geidwadol iawn eich ffordd' a hoffi i bethau gael eu gwneud mewn ffordd arbennig. Mae'n hollol normal teimlo'n bigog pan na fydd pobl yn parchu hynny neu'n ceisio gosod eu trefn eu hunain arnoch chi, yn enwedig pan fyddwch yn eich cartref eich hun.

Crynodeb

Mae'r bennod hon wedi crynhoi rhai o'r nodweddion allweddol a all awgrymu bod clefyd Alzheimer neu fathau eraill o ddementia yn dechrau. Nid yw'r rhestr yn cynnwys popeth a gall gwahanol bobl gael gwahanol gyfuniadau o symptomau. Yng nghyfnodau cynnar yr afiechyd nid sefyllfa fel hyn neu fel arall yw hi yn aml o ran y symptomau hyn; yn hytrach maen nhw'n bod fel continwwm. Bydd pawb yn cael rhai o'r problemau hyn ar rai adegau. Fodd bynnag, os bydd nifer o'r problemau hyn yn digwydd yn rheolaidd, mae'n werth trefnu i weld y meddyg i gael archwiliad. Gallai gwneud rhestr ar sail y deg arwydd hyn fod yn ddefnyddiol i lywio'r drafodaeth, ac mae hefyd yn ddefnyddiol mynd â rhywun arall gyda chi. Mae yna nifer o gyflyrau eraill y bydd y meddyg teulu am eu dileu cyn rhoi diagnosis o ddementia tebygol. Os credir mai dementia yw'r diagnosis tebygol, hwyrach y gall y meddyg teulu gynnig moddion i leddfu'r broblem. Ond yn bwysicach na hynny bydd yn gallu dweud wrthych am y gwasanaethau cefnogi sydd ar gael i'ch helpu drwy'r diagnosis ac wedyn.

15

Casgliadau

Mae pum cam i ymdopi â phroblemau cofio.

Deall sut mae'r cof yn gweithio

Y cam cyntaf wrth ddysgu sut mae'r cof yn gweithio yw sylweddoli beth sy'n normal a beth nad yw'n normal. Mae sylweddoli bod y cof yn gallu methu, yn hyblyg ac yn annibynadwy, hyd yn oed yn yr amgylchiadau gorau, yn helpu i sicrhau bod gennym ddisgwyliadau realistig o'n cof (a chof pobl eraill). Mae rhywfaint o ddirywiad gydag oed mor anorfod â'r newidiadau corfforol sy'n gysylltiedig ag oed. Waeth pa mor heini ac iach fyddan nhw, dydy cyrff pobl 50 oed ddim yr un fath â chyrff pobl 20 oed. Gallwn ddweud yr un peth am ein hymennydd. Os ydych yn pryderu am fethu â chofio, cadwch ddyddiadur neu gofnod o'r sefyllfaoedd sy'n achosi ffwdan i chi i'ch helpu i ddod i wybod beth sy'n gwneud pethau'n well neu'n waeth. Efallai fod patrwm yn gysylltiedig ag amser y dydd, blinder neu fod eisiau bwyd pan fydd y problemau hyn yn fwy tebygol o ddigwydd. A ydy gorffwys, mynd am dro neu gael rhywbeth bach i'w fwyta yn helpu? Bydd deall sut mae'r cof yn gweithio yn eich helpu i ddeall ble mae'n mynd o chwith pan fyddwch yn cael problemau cofio.

Gwneud y mwyaf o iechyd eich hipocampi

Eich hipocampi yw dau o'r asedion mwyaf gwerthfawr sydd gennych pan ddaw'n fater o warchod sut mae'r cof yn gweithio.

Gofalwch amdanyn nhw. Maen nhw'n arbennig o agored i ddioddef effeithiau niweidiol amrywiaeth eang o gyflyrau meddygol, gan gynnwys afiechyd cardiofasgwlar, ffibriliad atrïol, diabetes, pwysedd gwaed uchel a gordewdra, yn enwedig os oes gormod o fraster o gwmpas y canol yn hytrach nag ar y cluniau a'r morddwydydd.

Bydd yr holl gyngor meddygol sydd wedi'i hen sefydlu am ffitrwydd cardiofasgwlar o les i iechyd yr hipocampi (gweler 'Cyfeiriadau ac adnoddau defnyddiol', tudalen 128 am ffynonellau cyngor i ofalu am eich calon). Mae cyflyrau eraill sy'n gysylltiedig â niwed i'r hipocampi ac y gellir eu trin yn cynnwys anhawster anadlu wrth gysgu *(obstructive sleep apnoea)*, diffyg Fitamin B12 ac iselder clinigol.

Mae'r niwed i'r hipocampi sy'n gysylltiedig â'r holl gyflyrau hyn yn ffactor risg wrth symud o'r broses heneiddio normal i ddatblygu nam gwybyddol ysgafn a dementia. Yn ffodus, gall newid ffordd o fyw gael effaith gadarnhaol ar iechyd yr hipocampi. Mae gwaith ymchwil wedi darganfod bod ymarfer rheolaidd, newid deiet, ysgogi gwybyddol a'r driniaeth orau am gyflyrau meddygol gwaelodol yn gallu arafu neu hyd yn oed wrthdroi'r broses o grebachu'r hipocampi oherwydd oed.

Gwneud y mwyaf o'ch cof

Mae yna nifer o strategaethau y gallwch eu defnyddio i wneud y mwyaf o allu eich cof a lleihau niwsans y cof yn methu. Strategaethau mewnol yn cael eu creu gennych chi'ch hun yw rhai o'r rhain, sy'n sicrhau eich bod yn amgodio atgofion mor ddwfn â phosibl. Gallan nhw fod yn strategaethau cymharol syml, fel defnyddio cofeiriau i'ch atgoffa o restri sydd wedi'u rhoi ar gof, neu ddweud rhywbeth yn uchel i sicrhau bod ymddygiad awtomatig yn cael ei brosesu'n ymwybodol ac felly'n fwy tebygol o gael ei gofio'n ddiweddarach: er enghraifft, 'Mae'n ddydd Mawrth, rydw i ar fy ffordd allan i gwrdd â Tom i gael coffi, ac rydw i wedi diffodd yr haearn smwddio.'

Yn ogystal â'r strategaethau mewnol hyn, gallwch hefyd drin yr amgylchedd allanol i ysgafnhau'r pwysau ar eich cof. Mae

gosod trefn benodol a'i dilyn, cadw'r un drefn bob dydd a dewis
lle penodol i roi pethau rydych yn eu colli'n aml a'u rhoi yno
bob tro, i gyd yn gallu helpu i leihau'r niwsans o fethu â chofio
pethau cyffredin. Byddwch yn ymwybodol, pan fyddwch yn
cyflawni nifer o dasgau ar yr un pryd, y bydd gallu eich cof yn
llai, felly ceisiwch ganolbwyntio ar un peth ar y tro.

Defnyddio ffynonellau allanol

Un o'r ffyrdd mwyaf defnyddiol o leihau niwsans problemau
cofio pob dydd yw dileu cofio o'r hafaliad a defnyddio cyfrwng
allanol arall i wneud y pethau y dylai eich cof fod yn eu gwneud.
O'r rhestr gyffredin o bethau i'w gwneud wedi'i hysgrifennu ar
gefn amlen i'r ap digidol mwyaf soffistigedig, bydd y mwyafrif o'r
cymhorthion cofio hyn yn golygu ysgrifennu rhywbeth ar bapur
mewn rhyw ffordd neu'i gilydd. Mae ysgrifennu rhywbeth ar bapur
nid yn unig yn golygu y byddwch yn ei brosesu'n ddyfnach, mae
hefyd yn awtomatig yn darparu cofnod clir, sefydlog i chi droi
ato, gan ysgafnhau'r baich ar eich cof. Mae cadw popeth mewn
un lle yn ei gwneud yn haws dod o hyd i bethau i'ch atgoffa a
throi atyn nhw. Drwy ddefnyddio ffonau clyfar a chyfrifiaduron
tabled, mae pobl yn gallu cadw golwg ar nifer o feysydd yn
eu bywydau gan gynnwys apwyntiadau, amserlenni, rhestri o
bethau i'w gwneud a dyddiadau pwysig. Gallech hefyd gynnwys
rhestri o wefannau defnyddiol, manylion cyswllt, nodiadau
cyfarfodydd, a hyd yn oed llyfrau rydych wedi'u darllen neu am
eu darllen, gan ychwanegu gwybodaeth wrth fynd ymlaen. Os
nad ydych chi am ddefnyddio'r technolegau newydd hyn, gall
llyfr nodiadau hen ffasiwn a phen ysgrifennu wneud yr un peth.
Fodd bynnag, gall apiau digidol ar ffonau clyfar fod yn werthfawr
iawn pan ddaw'n fater o ddarpar gof – cofio cofio. Gyda larymau
wedi'u rhaglennu'n dda does dim angen cofio cofio: bydd tasgau
darpar gof yn fater syml o ymateb i ysgogiad. Nid yw hi byth yn
rhy gynnar i ddod i arfer defnyddio ffynonellau allanol gymaint
â phosibl pan ddaw'n fater o ysgafnhau'r baich ar eich cof. Mae
defnyddio cymhorthion allanol hefyd yn dueddol o arwain at

lai o orbryder pan ydych yn cael problemau cofio, a hynny yn ei dro yn gwella sut mae'r cof yn gweithio.

Gwybod pryd i ofyn am gymorth

Weithiau bydd problemau cofio yn arwydd o gyflwr niwrolegol difrifol fel dementia. Po hynaf fyddwch chi, mwyaf tebygol yw hynny o fod yn wir, ond nid yw hyn yn anorfod o bell ffordd, hyd yn oed pan fyddwch yn hen iawn. Mae yna batrwm llac o broblemau cofio sy'n dueddol o fod yn debyg i ddementia, ac maen nhw wedi'u hamlinellu ym Mhennod 14. Os byddwch yn pryderu am ddirywiad cynyddol ar ôl darllen y disgrifiadau o ddirywio normal gydag oedran a'r problemau cofio sy'n nodweddiadol mewn dementia, ewch i weld eich meddyg teulu ar unwaith. Gofynnwch am apwyntiad estynedig neu ddwbl i sicrhau y cewch ddigon o amser i esbonio'ch pryderon. Bydd yn ddefnyddiol os gallwch fynd â rhestr gyda chi o rai o'r problemau cofio rydych wedi sylwi arnyn nhw. Dylech hefyd ysgrifennu unrhyw gwestiynau a all fod gennych. Os yw'n bosibl, ewch â ffrind neu aelod o'r teulu gyda chi i'ch helpu i ddeall a chofio'r hyn a ddywedir yn ystod yr apwyntiad. Os ewch chi gyda rhywun sy'n eich adnabod yn dda, bydd ef neu hi hefyd yn gallu rhoi persbectif gwerthfawr i'r meddyg o'ch problemau cofio. Hwyrach y gall eich meddyg teulu dawelu'ch meddwl, ond os bydd yn amau dementia bydd yn gallu eich cysylltu â'r gwasanaethau cefnogi y bydd arnoch eu hangen.

Geirfa

amgodio y bloc adeiladu sylfaenol a rhan gyntaf y broses gofio sy'n caniatáu storio gwybodaeth newydd a'i hadalw; heb amgodio digonol mae'n amhosibl adalw gwybodaeth yn nes ymlaen

atgofion anfwriadol atgofion byw neu ddarnau o atgof sy'n ymddangos yn sydyn yn eich meddwl heb unrhyw ymdrech ymwybodol; fel arfer, sbardunau yn yr amgylchedd neu giwiau sy'n cael eu prosesu yn yr isymwybod sy'n eu hachosi

cof geiriol cof am wybodaeth sy'n cael ei chyfleu mewn geiriau

cof gweithio y broses sy'n caniatáu i chi ddal sawl darn o wybodaeth yn eich meddwl *a'u* trin ar yr un pryd; i lwyddo mewn rhifyddeg pen, mae angen cof gweithio

cof gweledol cof am wybodaeth weledol (e.e. wynebau, tirluniau a golygfeydd)

cofio episodaidd yn llythrennol, cofio episodau neu ddigwyddiadau yn eich gorffennol

chwedleua atgofion anwir, gwyrdroëdig neu wedi'u ffugio sy'n cael eu cynhyrchu heb fwriad ymwybodol i dwyllo

darpar gof cofio bod arnoch angen gwneud rhywbeth ar adeg benodol yn y dyfodol; cofio cofio

dysgu cyflwr-ddibynnol y ffenomen lle mae'n haws adalw atgofion pan mae'r unigolyn yn yr un cyflwr ffisiolegol neu seicolegol â phan ffurfiwyd yr atgof

hipocampws rhan siâp morfarch o'r ymennydd sy'n chwarae rhan hanfodol mewn cyflwyno atgofion newydd i'r storfa tymor hir; mae gan yr ymennydd ddau hipocampws ('hipocampi' yw'r lluosog), y naill ar ochr dde'r ymennydd a'r llall ar yr ochr chwith

IAPT *Improving Access to Psychological Therapies* Cynllun yw hwn gan y GIG yn y DU i wella'r ddarpariaeth o driniaethau sy'n seiliedig ar dystiolaeth ar gyfer gorbryder ac iselder; gweler www.iapt.nhs.uk am ragor o fanylion

niwronau celloedd yr ymennydd sy'n cyfathrebu â'i gilydd trwy signalau trydanol a chemegol

strategaethau cofeiriau technegau sy'n helpu pobl i amgodio ac adalw gwybodaeth o'r cof; mae cofeiriau (mnemonigion) cyffredin yn cynnwys cerddi, acronymau ac ymadroddion cofiadwy

ysgogiadau synhwyraidd arogleuon, blasau, golygfeydd, synau a gweadau sy'n gallu sbarduno atgofion; maen nhw'n aml yn cyfuno i roi sbardunau i atgofion sydd, er yn bytiog, yn fanwl iawn

Cyfeiriadau ac adnoddau defnyddiol

Cyfeiriadau defnyddiol – cyffredinol (y DU ac UDA)

Alzheimer's Association (UDA)
Llinell gymorth: 1.800.272.3900 (24 awr, 7 diwrnod yr wythnos) Gwefan: www.alz.org
Darparu gwybodaeth ddefnyddiol i bobl yn yr Unol Daleithiau, a'u gofalwyr, am bob math o ddementia yn ogystal â chlefyd Alzheimer.

Alzheimer's Society Cymru
16 Columbus Walk
Glanfa Iwerydd
Caerdydd CF10 4BY
Llinell gymorth 0300 222 1122
www.alzheimers.org.uk/about-us/wales
http://www.alzheimers.org.uk/about-us/wales

Alzheimer's Society (DU)
Devon House
58 St Katharine's Way
London E1W 1LB
Ffôn: 020 7433 3500 (ar gyfer gwybodaeth gyffredinol, a manylion am ganghennau eraill yn y DU)
Llinell gymorth: 0300 222 11 22
Gwefan: www.alzheimers.org.uk
Gwybodaeth ddefnyddiol i bobl â phob math o ddementia, a'u gofalwyr.

BHF (British Heart Foundation) Cymru
7fed Llawr
Tŷ Churchill
Ffordd Churchill
Caerdydd CF10 2HH

BHF
Greater London House
180 Hampstead Road
Llundain NW1 7AW
Ffôn: 020 7935 0185 (gwybodaeth gyffredinol)
Llinell gymorth iechyd y galon: 0300 330 3311 (9 a.m. tan
5 p.m., dydd Llun tan ddydd Gwener)
Gwefan: www.bhf.org.uk

Yn rhoi cyngor ac yn cyhoeddi nifer o daflenni ffeithiau a
DVDs ar sut i leihau'r perygl cardiofasgwlar. Hefyd mae fforwm
sgwrsio ar y wefan sy'n rhoi cefnogaeth.

Gwasanaeth Iechyd Gwladol (GIG/NHS)
Gwefan: www.nhs.uk/livewell/healthy-eating
Mae'r adran hon o wefan y GIG yn rhoi cyngor ar fwyta'n iach,
colli pwysau a bwydydd llawn lles. Mae'n cynnwys cynlluniau
prydau a chyfrifiannell i gyfrifo eich Indecs Màs y Corff (BMI),
a theclyn hunanasesu bwyta'n iach. Mae'r clinig colli pwysau
ar-lein yn rhoi cyngor arbenigol ar golli pwysau, ymarfer corff a
materion eraill sy'n ymwneud â cholli pwysau.

Headway
Bradbury House
190 Bagnall Road
Old Basford
Nottingham NG6 8SF
Ffôn: 0115 924 0800
Llinell gymorth: 0808 800 2244
Gwefan: www.headway.org.uk

Mae'r elusen hon yn darparu rhwydwaith eang o grwpiau ar
draws y DU i gefnogi pobl yn byw gydag amnesia yn dilyn anaf
i'r ymennydd, a'u gofalwyr.

University of the Third Age (U3A)
19 East Street
Bromley
Caint BR1 1QE
Ffôn: 020 8466 6139
Gwefan: www.u3a.org.uk
Gwybodaeth ddefnyddiol, yn cynnwys manylion cyrsiau ar-lein a sut i ganfod eich cangen leol.

Darganfod mwy am …

Henry Molaison
Cyhoeddwyd llyfr Suzanne Corkin, *Permanent Present Tense: The unforgettable life of amnesic patient, H.M.* ym Mai 2013 gan Basic Books yn UDA, ac ar yr un pryd gan Allen Lane yn y DU, gyda'r is-deitl *The man with no memory, and what he taught the world.* Y canlyniad yw cipolwg hygyrch, diddorol iawn ar fywyd Henry a'i rodd i niwrowyddoniaeth.

Y Gorila Anweledig
I ddarganfod mwy am yr arbrofion ar gorilas gan yr Athrawon Daniel Simons a Christopher Chabris, ewch i www.theinvisiblegorilla.com. Gallwch wylio'r fideos a hefyd gymryd rhan yn rhai o'r arbrofion eraill ar y wefan sy'n ymwneud â thalu sylw. Yn ogystal, maen nhw wedi ysgrifennu llyfr, *The Invisible Gorilla* (HarperCollins, 2010).

Dyn Gwyn Anhysbys
Gallwch ddarllen rhagor am yr achos dadleuol hwn yn 'A Trip Down Memory Lane' gan David Segal (*Washington Post*, 22 Mawrth 2006), sydd ar gael am ddim ar-lein. Gwnaethpwyd ffilm ar y thema, *Unknown White Male*, yn 2006.

Prawf Stroop
I brofi eich hun yn y Prawf Stroop, ewch i http://faculty.washington.edu/chudler/java/ready.html

Adnoddau amrywiol

Apiau cof

Mae nifer o apiau i helpu'r cof wedi'u datblygu ar gyfer ffonau clyfar Apple ac Android. Po hawsaf yw hi i roi gwybodaeth i mewn ac adalw gwybodaeth sydd eisoes wedi'i storio, gorau oll. Efallai y bydd angen i chi drio sawl un cyn i chi gael un sy'n addas i chi ac yn cwrdd â'ch gofynion. Yn ffodus, mae nifer ohonyn nhw am ddim. Mae 'Use Your Handwriting' yn ap rhad ac am ddim sy'n caniatáu i chi ysgrifennu nodiadau, rhestri a negeseuon cyflym â'ch bys ac yn trawsnewid yr ysgrifen flêr yn nodiadau dealladwy.

Byw gydag amnesia

Gweler **Headway**, tudalen 129.

Deiet iach

Gweler **Gwasanaeth Iechyd Gwladol**, tudalen 129.

Gorbryder

Mae Sheldon Press yn cyhoeddi llyfrau ar ymdopi â gorbryder; mae'r rhain yn cynnwys:

Delvin, Dr D., *How to Beat Worry and Stress* (2011)

Dryden, Dr W., *Letting Go of Anxiety and Depression* (2003)

Trickett, S., *Coping Successfully with Panic Attacks* (2009)

Pen clyfar *livescribe*

Cyfrifiadur bach iawn yw pen *livescribe* mewn gwirionedd. Mae ganddo ficroffon i recordio'r geiriau, seinydd i ailchwarae, camera a cherdyn cof. Wrth ysgrifennu gyda'r pen, gallwch dapio ar y geiriau yn nes ymlaen i glywed y rhan honno o'r recordiad. Mae'r system *livescribe* yn gostus ac yn gofyn am dipyn o ymdrech i'w deall, ond gall fod yn declyn defnyddiol iawn mewn sefyllfaoedd astudio a chyfarfodydd ffurfiol sy'n cyflwyno llawer o wybodaeth. Ewch i www.livescribe.com am ragor o wybodaeth.

Technegau effeithiol wrth astudio a chymryd nodiadau
Mae nifer o ganllawiau ar y rhyngrwyd sy'n rhoi cyngor ar sut i gymryd nodiadau effeithiol mewn darlithoedd a chyfarfodydd. Mae prifysgolion yn darparu llawer o'r rhain. Rhai o'r rhai cliriaf yw'r rheiny gan y Brifysgol Agored (www.open.ac.uk); mae'r wefan hon yn cynnig sgiliau ar gyfer astudio, darllen a chymryd nodiadau. Mae'r manylion llawn am dechnegau astudio PQRST, RRR a SQ3R ar wefan Coleg Talaith Florida (www.scf.edu/content/PDF/ARC/How_to_study_a_reading_assignment.pdf).

Waledi cyffuriau
Waledi cyffuriau yw ffolderi â phocedi plastig, neu focsys tabledi ag adrannau, i gadw cyflenwad wythnos o feddyginiaethau. Y bwriad yw eu llenwi unwaith yr wythnos. Drwy edrych yn y bocs neu'r waled bob dydd gallwch fod yn siŵr eich bod wedi cymryd eich meddyginiaeth. Mae amrywiaeth o waledi cyffuriau ar gael ar-lein drwy Amazon (www.amazon.co.uk).

Mynegai